SVEN GRABAU

Gut vorbereitet für den Krisenfall – Prepping für Familien

GOLDMANN

SVEN GRABAU

Gut vorbereitet für den Krisenfall – Prepping für Familien

Keine Angst vor Stromausfall, Extremwetter, Evakuierung, Pandemie & Co.

GOLDMANN

MIX
Papier | Fördert gute Waldnutzung
FSC® C014496

Penguin Random House Verlagsgruppe FSC® N001967

1. Auflage
Originalausgabe Oktober 2023

Umschlag: Uno Werbeagentur, München
Umschlagmotiv: FinePic®, München
Redaktion: Angelika Lieke
Satz: Satzwerk Huber, Germering
Druck und Bindung: GGP Media GmbH, Pößneck
Printed in Germany
CH · AnG
ISBN 978-3-442-17991-6

Inhalt

Einführung

In den vergangenen Jahren kam es vermehrt zu Krisen, die wir uns zuvor kaum vorstellen konnten. Im Jahr 2020 brach die weltweite Coronapandemie aus. Innerhalb kürzester Zeit verbreitete sich ein bis dahin unbekanntes Virus in der ganzen Welt. In der Folge kam es zu einem Herunterfahren des öffentlichen Lebens, zur Einführung von Kontaktbeschränkungen, zu Panikkäufen und gesellschaftlichen Spannungen. Die Krise hat zudem offengelegt, wie ungenügend wir auf solche Situationen vorbereitet sind. Schutzmasken und Desinfektionsmittel waren Mangelware.

Bereits 2021 trat der nächste Krisenfall ein. Extremer Starkregen traf vor allem das Ahrtal in Rheinland-Pfalz und richtete katastrophale Zerstörungen an. Einige Monate später sorgte der russische Überfall auf die Ukraine für Unsicherheit. Auch in dieser Zeit kam es wiederholt zu Panikkäufen, und die Energieversorgung geriet stark unter Druck. Es bestand das Risiko einer Energiekrise, in der zu wenig Gas und Strom zur Verfügung stünden. Der darauffolgende Herbst und Winter war sehr mild und half, Energie zu sparen. Vermutlich hat der Klimawandel zu den Wetterbedingungen beigetragen.

Auch vor dem Jahr 2020 gab es bereits größere Naturkatastrophen, doch traten diese eher selten auf. So selten sogar, dass die breite Bevölkerung keinen Anlass sah, sich darauf vorzubereiten. Dies ändert sich nun zunehmend, und viele Menschen stellen sich inzwischen die Frage, wie eine Krisenvorsorge sorgfältig geplant und frei von Panik aufgebaut werden kann.

Genau an dieser Stelle soll das vorliegende Buch ansetzen. Es zeigt anhand zahlreicher praktischer Beispiele, wie sich eine Familie auf Krisen vorbereiten kann. Viele Vorbereitungen sind unabhängig vom Alter zu treffen. Doch wo es sinnvoll ist, wird besonders auf die Bedürfnisse von Säuglingen, Kleinkindern und Senioren eingegangen. Gleichzeitig soll ein erstes Verständnis für Krisensituationen vermittelt und so das Gefühl gestärkt werden, einer möglichen Krise gewachsen zu sein. Wer vorbereitet ist, verfällt nicht in Panik und wird in einer Notsituation bessere Entscheidungen treffen. Checklisten helfen dabei, den Überblick zu behalten.

Checklisten mit unterschiedlichen Vorbereitungsstufen

Viele Checklisten sind in der Regel für unterschiedliche Vorbereitungsstufen erstellt worden. Die **Mindestausstattung** umfasst alles, was minimal für eine gute Vorbereitung benötigt wird. Darüber hinaus ermöglicht die ergänzende **Optimalausstattung** mehr Komfort im Krisenfall. Ebenso ist es bei der größtmöglichen Vorbereitungsstufe, der ergänzenden **Extremausstattung**. Letztere ist allerdings meist mit hohen Kosten verbunden und erst dann zu empfehlen, wenn in allen anderen Bereichen der Krisenvorsorge die Mindestausstattung vorhanden ist.

Dieses Buch befasst sich mit realistischen Krisenszenarien wie Starkregen und Hitzewellen. Apokalyptische Untergangsszenarien für unser Land wie Krieg, Eurokrise oder gar ein gesellschaftlicher Zusammenbruch finden hier keinen Platz. Das ist eher etwas für Science-Fiction-Filme und hat nichts mit ernsthafter Krisenvorsorge zu tun. Die Welt wird nicht untergehen. Es wird schlimmstenfalls aufgrund des Klimawandels etwas schwieriger werden, auf ihr zu leben. Welche Effekte zu erwarten sind und warum wir uns vorbereiten müssen, wird hier in Grundzügen dargestellt. Einen besonders umfangreichen Schwerpunkt im Buch bilden die Kapitel zu den wichtigsten Bereichen der Vorsorge: Wasser, Nahrung und Erste Hilfe.

Finanzieller Krisenvorsorgeaufwand

Die finanziellen Möglichkeiten sind bei jeder Familie unterschiedlich. Ebenso die Bereitschaft, Ressourcen für die Krisenvorsorge einzusetzen. Dem wird im Buch Rechnung getragen, indem häufig eine Mindestausstattung, eine ergänzende Optimalausstattung sowie eine Extremausstattung vorgeschlagen werden. Auch finden sich hier unterschiedlich umfangreiche Bevorratungsvorschläge, um gegebenenfalls Geld zu sparen. Die Kapitel mit den Profi-Tipps gehen teils deutlich über die Minimalvorbereitung hinaus und sollen weiterführende, jedoch nicht zwingend notwendige Vorbereitungsmöglichkeiten aufzeigen. So bleibt es dem Leser überlassen, wie weit die eigene Vorsorge gehen soll.

Was »Prepping« wirklich bedeutet

Der Begriff »Prepping« kommt aus dem Englischen und bedeutet in unserem Themenfeld so viel wie »vorbereiten« beziehungsweise Vorsorge betreiben. Ein »Prepper« ist demnach jemand, der sich auf mögliche Krisenfälle vorbereitet.

Prepper bauen überlegt Vorräte über einen längeren Zeitraum hinweg auf und machen sich Gedanken über realistische Gefährdungen. Kommt es schließlich zu einer Krise, müssen sie sich nicht an Panikkäufen beteiligen und nehmen somit auch niemandem etwas weg. Im Gegenteil, Prepper können anderen in schwierigen Situationen helfen und entlasten dadurch die staatlichen Strukturen. Öffentliche Hilfe durch Behörden und Rettungskräfte kann dann dort eingesetzt werden, wo sie dringender benötigt wird.

Ganz grundsätzlich gehen die meisten Prepper davon aus, dass bei einem außerordentlichen und überregionalen Krisenfall nicht allen Menschen gleichzeitig geholfen werden kann. Darum bereiten sie sich vor.

Der Unterschied zwischen Krisenvorsorge und Prepping liegt im Wesentlichen im Umfang der Vorbereitungen. Allgemein werden jene Empfehlungen, die vom Bundesamt für Bevölkerungsschutz und Katastrophenhilfe (BBK) herausgegeben werden, als Grundlage der Krisenvorsorge angesehen. Prepping geht in der Regel über diese Empfehlungen hinaus.

Eigenverantwortliche Nutzung des Buches

In den folgenden Kapiteln werden viele konkrete Maßnahmen zur Krisenvorsorge beschrieben. Dazu gehören unter anderem Hinweise zu Medikamenten, Erste-Hilfe-Material, Elektronik, Versicherungen, Lagerfähigkeit von Nahrungsmitteln und vieles mehr. An dieser Stelle sei der Hinweis gestattet, dass ich über keine formelle Ausbildung in den aufgeführten Bereichen verfüge. Darum muss jede vorgeschlagene Maßnahme von der Leserin, dem Leser selbst kritisch überdacht und gegebenenfalls den individuellen Umständen angepasst werden. Im Zweifel ist der Rat einer Fachkraft hinzuzuziehen.

Überdachte Vorbereitung in kleinen Schritten

Dieses Buch beschreibt viele mögliche Krisenszenarien und Wege, wie damit umgegangen werden kann. Inzwischen gibt es für nahezu jedes Problem ein Produkt zu kaufen, dennoch ist es nicht sinnvoll, Unsummen für Prepping auszugeben.

Eine gute Vorbereitung erfordert in erster Linie überdachte Planung und benötigt in der Regel mehrere Jahre. Kleine Schritte reichen am Anfang völlig aus.

Kontakt

Ich freue mich über ein Feedback zu diesem Buch und auch über weitere Ideen zum Thema. Sollte mir trotz aller Sorgfalt ein Fehler unterlaufen sein, nehme ich einen entsprechenden Hinweis gerne auf. Meine Kontaktdaten finden Sie am Ende des Buches.

Darüber hinaus schreibe ich unter anderem auf www.family-prepping.de Artikel zum Thema. Für den einen oder anderen Leser könnte sich der Blick in den Blog lohnen.

Alle Checklisten aus diesem Buch können unter www.penguin.de/grabau-krisenfall kostenlos heruntergeladen werden.

1 Die Vorratskammer für die ganze Familie

Sobald sich Katastrophen anbahnen, ist immer davon auszugehen, dass sich die Bevölkerung im großen Stil mit Lebensmitteln und Drogerieartikeln bevorraten wird. Schnell soll noch alles beschafft werden, was in den kommenden Wochen im Haushalt benötigt wird. Oder eben sehr viel mehr darüber hinaus! In dem Fall kommt es zu Panikkäufen.

Im April 1986 kam es zum Reaktorunglück in Tschernobyl, in dessen Folge radioaktive Wolken auch über Deutschland hinwegzogen. Die Krise traf Bundesregierung und Bevölkerung gleichermaßen völlig unvorbereitet. Nach einiger Zeit gab es die Empfehlung von Strahlenschutzkommission und Bundesregierung an die Bevölkerung, zum Beispiel auf frisches Gemüse und Milch zu verzichten. In der Folge kam es zu ausufernden Panikkäufen von H-Milch und Gemüse in Konservendosen. Da diese Lebensmittel ja bereits vor dem Unglück abgefüllt worden waren, galten sie als bedenkenlos konsumierbar.

Ähnliches geschah im März 2011, nachdem das Kernkraftwerk in Fukushima (Japan) explodiert war. Zwar gab es keine größeren Panikkäufe in Deutschland, aber die japanische Bevölkerung deckte sich anschließend sehr weit über den Unfallort hinaus panisch mit Konservendosen, Wasser und Batterien ein. Auch Treibstoff war verständlicherweise nach kurzer Zeit weitgehend ausverkauft. Schließlich wollten sich viele Betroffene möglichst weit entfernt vom havarierten Kernkraftwerk in Sicherheit bringen.

Jüngste Panikkäufe

Nachdem es in Deutschland über einen längeren Zeitraum keine vergleichbaren Krisenfälle gegeben hatte, kam es in der jüngeren Geschichte jedoch zu einer Häufung von Ereignissen, die überstürzte Käufe auslösten. Jedem von uns werden noch die leeren Regale im März/April 2020 in Erinnerung sein, als die Coronakrise mit dem ersten Lockdown begann. Hier kam es in weiten Teilen der Bevölkerung zu Kurzschlussreaktionen in Form von unüberlegten Panikkäufen. Dabei spielte es für manche Käufer keine Rolle, ob sich die gekaufte Ware überhaupt für den gewünschten Zweck eignete. Frisches Brot wanderte ebenso in großen Mengen in den Einkaufswagen wie Konservenware und Frischfleisch aus der Kühltruhe. Der ungewohnte Anblick leerer Regale hat weitere Menschen dazu veranlasst, ebenso panikartig mit der Bevorratung zu beginnen. Besonders knapp waren Konserven, Nudeln, Hefe, Mehl, Toilettenpapier, Desinfektionsmittel und Atemschutzmasken. Darüber hinaus waren so gut wie alle typischen Ausstattungen zur Krisenvorsorge ausverkauft oder sprunghaft im Preis gestiegen.

Russlands Überfall auf die Ukraine im Februar 2022 ließ erneut Unsicherheit in der Bevölkerung entstehen. In der Folge kam es ein weiteres Mal zu Panikkäufen. Da die Ukraine viel Getreide und Sonnenblumenöl exportiert, waren insbesondere Mehl und Speiseöl schlagartig ausverkauft. Ebenso gefragt waren Reis, Nudeln, Honig und sogar Senf. Die Nachfrage nach Konserven stieg so stark an, dass sich manche Discounter gezwungen sahen, Abgabebeschränkungen einzuführen.

Nachdem sich die Lage kurzzeitig wieder etwas beruhigt hatte, wurden Panikkäufe aufgrund eines möglichen Strom-Blackouts und einer Gasmangellage getätigt. Diesmal standen neben Konserven vor allem Kerzen, Teelichter, Brennholz, Stromaggregate, Benzinkanister und Heizlüfter auf dem Einkaufszettel der Panikkäufer.

Generell ist immer dann mit Panikkäufen zu rechnen, wenn Naturkatastrophen im Wetterbericht vorhergesagt werden. So kommt es jedes Jahr während der US-amerikanischen Hurricane-Saison zu leeren Supermarktregalen, sobald ein Sturm angekündigt wird. Es bilden sich zum Teil lange Warteschlangen vor den Geschäften, um noch kurzfristig Trinkwasser, Toilettenpapier, Konserven, Taschenlampen, Batterien und Sperrholzplatten zu ergattern.

Staatliche Lebensmittelreserven

Für den Fall, dass es zu Lebensmittelengpässen kommen sollte, hat Deutschland vorgesorgt. Es werden in der »Bundesreserve Getreide« Hafer, Roggen und Weizen gelagert. Darüber hinaus werden in der sogenannten Zivilen Notfallreserve Linsen, Reis, Kondensmilch und Erbsen bevorratet. Für diese Zwecke wurden im gesamten Bundesgebiet geheime Lager angemietet, aus denen im Notfall die Versorgung der Bevölkerung sichergestellt werden soll. Ergänzend dazu wurden vor allem in Ballungsräumen versteckte Notbrunnen angelegt, mit denen etwa 25 Prozent der Bevölkerung versorgt werden könnten.

Doch auch wenn es diese zentral angelegten Vorräte gibt, ist das noch kein Grund zur Entwarnung. Das Getreide muss schließlich erst einmal zu Mehl und dann weiter zu Brot verarbeitet werden. Hierzu muss im Notfall eine umfangreiche Logistikkette funktionsfähig sein. Das Anstellen in der Warteschlange am Notbrunnen stelle ich mir höchst unangenehm vor. Zum einen kann nur eine sehr begrenzte Menge Wasser abgefüllt und getragen werden, zum andern könnte es zu Spannungen innerhalb der Warteschlange kommen.

Überlegte Vorbereitung verhindert Panikkäufe

Diese Beispiele zeigen, dass der Großteil der Bevölkerung nicht auf Naturkatastrophen und andere Krisen vorbereitet ist. Wir müssen uns jedoch darauf einstellen, dass sie vor allem durch den bevorstehenden Klimawandel deutlich zunehmen werden. Entsprechende Maßnahmen werden von den meisten Menschen allerdings erst dann getroffen, wenn es schon zu spät ist und das Problem vor der Tür steht. Mit kurzfristigem, panischem Kaufverhalten soll der mögliche Kontrollverlust durch das Ungewisse kompensiert werden. Das ist jedoch ein grundsätzlich falscher Ansatz.

Prepper sind das Gegenteil von Panikkäufern. Sie haben sich über einen langen Zeitraum hinweg Vorräte angelegt und handeln nicht erst dann, wenn die Krise bereits entstanden ist.

Prepper sind keine Panikkäufer

Wer unter Stress vor einem Krisenfall spontan große Vorräte aufbaut, tätigt Panikkäufe und nimmt unter Umständen anderen die Möglichkeit, das Nötigste zu beschaffen.

Prepper hingegen bauen gut überlegt über einen langen Zeitraum hinweg und unabhängig von einer Gefahrensituation einen dauerhaft haltbaren Vorrat auf. Sie müssen in der Krise keine Panikkäufe tätigen, da sie bereits hinreichend ausgestattet sind.

1.1 Wasservorrat

Für uns ist es selbstverständlich, dass sauberes Trinkwasser aus der Leitung kommt. Kaum jemand kann sich vorstellen, dass es einmal nicht mehr der Fall sein könnte, weshalb vermutlich von den meisten Menschen unterschätzt wird, wie wichtig Wasser für die Krisenvorsorge ist. Es ist sogar der wichtigste Bereich der Vorsorge.

Der Körper eines Erwachsenen besteht zu etwa 60 Prozent, der eines Kindes zu etwa 75 Prozent aus Wasser. Wasser ist überaus wichtig, damit Nährstoffe zwischen den Organen transportiert werden können, der Blutkreislauf in Gang gehalten wird und die Körpertemperatur reguliert werden kann. Wird zu wenig Wasser getrunken, sinkt die Leistungsfähigkeit rapide. Es kommt zu Konzentrationsstörungen, Kopfschmerzen, Verstopfung und erhöhter Infektionsgefahr durch trockene Schleimhäute im Hals. Im schlimmsten Fall droht der Tod durch Verdursten.

Unterbrechung der Trinkwasserversorgung

Auch wenn die Trinkwasserversorgung in Deutschland sehr zuverlässig funktioniert, kann es insbesondere durch Naturkatastrophen zu Beeinträchtigungen kommen. Beispielsweise können Hochwasser und Starkregen das Leitungsnetz beschädigen und Aufbereitungsanlagen überfluten. Oft kommt es in dem Zusammenhang zu Abschaltungen des Stromnetzes, und auch die Technik zur Steuerung der Anlagen und Pumpen fällt zeitweise aus. Sogar Terroranschläge sind nicht vollständig auszuschließen. Beispielsweise hat schon die Rote Armee Fraktion (RAF) in den 1970er Jahren gedroht, die Wasserversorgung von deutschen Städten zu verseuchen.

Aber auch Trinkwasserverschwendung gefährdet regional die Versorgung. So haben beispielsweise die Stadtwerke von Königstein (Hessen) im Jahr 2022 die Bevölkerung dazu aufgerufen, für größere Grünflächen und Swimmingpools nur noch Brauchwasser zu benutzen.

Im niedersächsischen Lauenau brach im Jahr 2020 die Wasserversorgung komplett zusammen. Aufgrund der damaligen durch Corona bedingten Situation waren im Sommer weniger Bürger als üblich verreist, was bereits ausreichte, um zu einer Überlastung des Trinkwassersystems zu führen.

Bei solchen Beispielen handelt es sich längst nicht mehr um Einzelfälle. Insbesondere Gemeinden in Ostdeutschland sind von Wasserknappheit betroffen. Der brandenburgische Wasserverband Strausberg-Erkner hat bereits angefangen, Wasserhöchstmengen für die Industrie festzulegen, weshalb sich in der Region keine Unternehmen ansiedeln konnten, die zu viel Wasser benötigt hätten.

Als problematisch wird auch der hohe Wasserbedarf in der Landwirtschaft gesehen. In weiten Teilen Deutschlands wie Bayern, Baden-Württemberg, Nordrhein-Westfalen und Hessen kann das Grundwasser kostenlos entnommen werden, und es besteht daher auch kein Anreiz, den Verbrauch zu senken.

Klimawandel sorgt für zunehmende Wasserknappheit

Der Klimawandel stellt vermutlich die größte Bedrohung für unsere Trinkwasserversorgung dar. Er trägt maßgeblich dazu bei, dass heute schon trockene Regionen noch weiter austrocknen werden. Durch die ansteigenden Temperaturen steigt auch der Wasserbedarf, insbesondere in der Landwirtschaft. Wird das Wasser knapp, könnte es in den Sommermonaten zu Verteilungskonflikten zwischen Industrie, Privathaushalten und Landwirtschaft kommen. Aus diesem Grund haben sich einige industrielle Großverbraucher bereits Wassernutzungsrechte auf lange Zeit hinweg gesichert.

Versorgungsengpässe im Getränkemarkt

Neben der Wasserversorgung über das Leitungsnetz kann es auch zu Schwierigkeiten mit dem Angebot von abgefülltem Wasser kommen. Gerade wenn es im Sommer zu längeren Hitzeperioden kommt, steigt die Nachfrage nach Mineralwasser stark an. So gibt der Verband Deutscher Mineralbrunnen (VDB) an, dass die Nachfrage nach Mineralwasser aufgrund des heißen Sommers und Herbsts im Jahr 2022 um 6,8 Prozent gegenüber dem Vorjahr gestiegen ist. Die Nachfrage nach Mineralwasser war im ebenfalls extrem heißen Jahr 2018 sogar so hoch, dass es regional in Getränkemärkten kaum noch Mineralwasser zu kaufen gab. Im Wesentlichen waren nur noch die hochpreisigen Mineralwässer zu erhalten.

Unterbrechungen der Wasserversorgung können allerdings auch ohne Krisenfall entstehen. So kam es im Februar 2023 zu einer technischen Störung der Hauptwassertrinkleitung im Landkreis Meißen. Die Einwohner wurden dazu aufgerufen, das Leitungswasser vor Gebrauch abzukochen. Nach fünf Tagen war die Störung beseitigt, und die meiste Zeit kam zumindest noch Wasser aus der Leitung. Kurze Unterbrechungen aufgrund von Wartungsarbeiten oder im Falle eines Rohrbruchs sind nichts Außergewöhnliches.

Nicht nur das Mineralwasser an sich könnte in einer Krisensituation eingeschränkt verfügbar sein, sondern auch die Belieferung von Kohlensäure. Im Jahre 2022 wurde vor dem Hintergrund der hohen Gaspreise weniger Dünger hergestellt. Bei der Produktion von Dünger fällt jedoch Kohlendioxid als Nebenprodukt an, aus welchem Kohlensäure produziert wird. In der Folge drohte hier ein Mangel. Zudem riefen zur selben Zeit Getränkehersteller dazu auf, Pfandflaschen möglichst zügig zurückzugeben, denn auch neue Glasflaschen waren aufgrund der hohen Energiepreise kaum zu beschaffen.

Warum Regenwasser nicht getrunken werden sollte

Die Bürger stellen sich natürlich die Frage, ob im Notfall nicht auch Regenwasser getrunken werden kann. Ja, das ist in geringen Mengen möglich. Allerdings sollte davon möglichst Abstand genommen werden, da das Wasser in der Luft Kontakt mit Schadstoffen gehabt haben könnte. Wurde es darüber hinaus über die Regenrinne gesammelt, könnten Vogelkot und anderer Schmutz das Wasser verunreinigt haben. Regenwasser eignet sich jedoch gut als Brauchwasser für die Toilettenspülung.

Für Säuglinge geeignetes Wasser

Wer ein Baby in der Familie hat, kann speziell für Säuglingsnahrung geeignetes Wasser einlagern und dieses zur Verwendung mit Milchpulver nutzen. Für Säuglinge geeignetes Wasser ist entsprechend auf dem Flaschenetikett gekennzeichnet. Darüber hinaus empfiehlt es sich, für etwas größere Kinder Früchtetee bereitzuhalten, um für geschmackliche Abwechslung im Krisenfall zu sorgen.

Erhöhte Seuchengefahr

Wasser wird natürlich nicht nur zum Trinken, sondern auch zum Waschen und für Hygiene im Allgemeinen benötigt. Ist es länger nicht verfügbar, drohen unter Umständen Krankheiten und Seuchen. Unangenehm wird es vor allem, wenn die Toilette nicht mehr funktioniert und kein neues Wasser in den Spülkasten fließt. Mit selbst nachgefülltem Brauchwasser aus der Regentonne ist der Betrieb jedoch weiterhin möglich.

Für das Abwaschen von Töpfen und Geschirr hingegen ist normalerweise möglichst Trinkwasser zu verwenden. Da dieses im Notfall jedoch knapp ist, sollte es allerdings besser getrunken statt zum Reinigen benutzt werden. Hier kann Einweggeschirr trotz der damit verbundenen Umweltbedenken zum Wassersparen beitragen.

Wer ein Baby in der Familie hat, sollte darüber nachdenken, ob es nicht sinnvoll wäre, Warmwasser mittels eines Gaskochers herstellen zu können.

Unvermeidlich ist die Nutzung von Trinkwasser für die Zahnpflege und Nassrasur. Daran sollte auf keinen Fall gespart oder gar auf Brauchwasser zurückgegriffen werden, was immer eine Infektionsgefahr birgt. Welche Artikel für die Hygiene benötigt werden, wird im Kapitel 1.3 erläutert.

Optimale Vorratsmenge

Wie groß der individuelle Wasserbedarf ist, hängt vor allem vom Alter der Familienmitglieder und anderen Umständen wie Schwangerschaft oder Stillzeit, aber auch der jeweiligen Jahreszeit ab. Die Deutsche Gesellschaft für Ernährung (DGE) hat Richtwerte für die Wasserzufuhr ausgearbeitet. Sie geht davon aus, dass ein Teil der Wasserzufuhr durch Getränke, Wasser in fester Nahrung und Oxidationswasser erfolgt. Letzteres entsteht im Körper beim Abbau von Kohlenhydraten, Fetten und Eiweiß. Die DGE empfiehlt folgende Werte zur Zufuhr von Wasser in Milliliter pro Tag, ohne Berücksichtigung des Oxidationswassers:

Alter	Getränke	Feste Nahrung
0 bis unter 4 Monate	620 ml	-
4 bis unter 12 Monate	400 ml	500 ml
1 bis unter 4 Jahre	820 ml	350 ml
4 bis unter 7 Jahre	940 ml	480 ml
7 bis unter 10 Jahre	970 ml	600 ml
10 bis unter 13 Jahre	1170 ml	710 ml
13 bis unter 15 Jahre	1330 ml	810 ml
15 bis unter 19 Jahre	1530 ml	920 ml
19 bis unter 25 Jahre	1470 ml	890 ml
25 bis unter 51 Jahre	1410 ml	860 ml
51 bis unter 65 Jahre	1230 ml	740 ml
Über 65 Jahre	1310 ml	680 ml
Schwangere	1470 ml	890 ml
Stillende	1710 ml	1000 ml

Quelle: Deutsche Gesellschaft für Ernährung (DGE)

Diese Richtwerte können zur groben Bestimmung des individuellen Wasserbedarfs der Familie herangezogen werden. Jedoch ist zu bedenken, dass der tatsächliche Wasserbedarf im Sommer und bei körperlicher Arbeit deutlich höher sein kann. Außerdem steht im Krisenfall vielleicht nicht genug feste Nahrung und damit auch der berechnete Wasseranteil daraus nicht zur Verfügung.

Zusätzlich zu den aufgeführten Richtwerten ist auch Wasser für die individuelle Hygiene einzuplanen. Hierzu gehört ein Wasservorrat zum Zähneputzen, Waschen der Hände und des Körpers insgesamt. Ebenso zum Reinigen von Oberflächen und Waschen von Kleidung. Ganz wichtig ist auch, genügend Wasser zum Kochen von Nudeln und Reis zur Verfügung zu haben.

Das Bundesamt für Bevölkerungsschutz und Katastrophenhilfe (BBK) empfiehlt, einen Wasservorrat für zehn Tage anzulegen. Dieser sollte aus 1,5 Liter Trinkwasser und 0,5 Liter zur Nahrungszubereitung pro Person und Tag bestehen. Der Zeitraum ist vermutlich unter der Annahme getroffen, dass nach spätestens dieser Zeit alle Versorgungsprobleme behoben sind oder Hilfe zur Verfügung gestellt werden kann.

Die optimale Vorratsmenge für Trinkwasser

Wer auf Nummer sicher gehen möchte, lagert pauschal pro Person und Tag 5 Liter Wasser ein. Darin enthalten ist das Wasser zum Trinken, zur Nahrungszubereitung, zur individuellen Hygiene und auch etwas zum Reinigen bzw. Waschen.

Aufbewahrung und Haltbarkeit

Grundsätzlich sollte Wasser immer kühl, trocken und lichtgeschützt gelagert werden. Direkte Sonneneinstrahlung und Wärme haben negativen Einfluss auf seine Qualität. Insbesondere Mineralwasser in Plastikflaschen (PET) ist für die Vorratshaltung ungeeignet. Zum einen entweicht die Kohlensäure aus der Flasche, wodurch das Wasser abgestanden schmeckt und die konservierende Wirkung der Kohlensäure nachlässt. Darüber hinaus können sich insbesondere unter Wärmeeinstrahlung Giftstoffe aus der Flasche lösen, was das Wasser für Kinder und Schwangere ungeeignet macht. Die Plastikflaschen sind sogar so durchlässig, dass starke Gerüche wie der von Zwiebeln oder Kellermief ins Wasser dringen können.

Glasflaschen oder Plastikflaschen?

Der Bundesverband der Lebensmittelkontrolleure Deutschlands (BVLK) empfiehlt Mineralwasser in Glasflaschen einzulagern, da es so nahezu unbegrenzt haltbar ist. Gemäß

EU-Lebensmittelinformationsverordnung muss jedoch für Mineralwasser ein Mindesthaltbarkeitsdatum angegeben werden. Bei Wasser in Glasflaschen liegt es meist bei zwei Jahren, in Plastikflaschen bei sechs Monaten.

Welches Wasser eignet sich am besten?

In der Praxis kann der Vorrat am besten in Form von Mineralwasser mit Kohlensäure in Glasflaschen aufgebaut werden. Grüne Glasflaschen eignen sich besser als klare Flaschen, da sie in der Regel einen zusätzlichen Lichtschutz bieten. Die Kisten können gut im Keller gelagert werden, da dieser dunkel und kühl ist. Eine schwarze Plane schützt den Kistenstapel zusätzlich vor Sonneneinstrahlung.

Das Problem bei der Trinkwassereinlagerung ist der enorme Platzbedarf. Wenn eine vierköpfige Familie 5 Liter Wasser pro Person und Tag für einen Zeitraum von zehn Tagen einlagert, müssen 200 Liter beziehungsweise 24 Wasserkisten verstaut werden.

Wasservorrat bei wenig Lagerplatz

Wer wenig Platz zur Verfügung hat, kann auch auf Wassersäcke zurückgreifen. Diese bestehen aus lebensmittelsicherem Kunststoff und haben eine reflektierende Oberfläche, ähnlich wie bei einer Rettungsdecke, um Wärme vom Inhalt fernzuhalten. Es gibt sie in verschiedenen Größen, wobei die Variante mit 30 Liter Fassungsvermögen die praktischste ist. Für unseren im Beispiel angeführten Wasservorrat mit 200 Litern würden bereits sieben Säcke ausreichen, die sich problemlos unter jedem Doppelbett verstauen lassen.

Zur Befüllung wird der angebrachte Wasserhahn abgezogen und der Beutel in ein großes Waschbecken, in die Badewanne oder auf den Fußboden gestellt. Am besten wird zur Befüllung ein Gartenschlauch verwendet, der mit dem Wasserhahn verschraubt ist. Sobald der Beutel voll ist, wird der Wasserhahn wieder auf den Verschluss gedrückt. Damit das Wasser möglichst lange hält, sollte der Beutel randvoll befüllt und mit einem Wasserkonservierungsmittel ergänzt werden.

Bei auf dem Markt erhältlichen Standardprodukten sind beispielsweise nur 3 Milliliter der Konservierungsflüssigkeit für einen Sack erforderlich, damit er bedenkenlos sechs Monate haltbar bleibt. Wie viel genau verwendet werden muss, steht auf dem jeweiligen Produkt. Das Konservierungsmittel hat einen Eigengeschmack, der nicht jedermanns Sache ist. Insbesondere Kinder könnten sich weigern, das haltbar gemachte Wasser zu trinken. Nachteilig beim Wassersack ist auch, dass er unhandlich und vor allem nicht stapelbar ist. Werden mehrere Säcke übereinandergelegt, könnte der unterste Sack Wasser verlieren oder gar platzen. Wer die

Säcke dennoch stapeln möchte, kann dafür stabile Bananenkartons verwenden.

Eine weitere Möglichkeit, Wasser zu bevorraten, bieten Kunststoffkanister. Diese sind sowohl als klassische Kanister mit stabilen Außenwänden als auch in einer platzsparenden Version als Faltkanister erhältlich. Auch hier wird eigenes Leitungswasser in die Kanister abgefüllt und mittels eines Wasserkonservierungsmittels bis zu sechs Monate haltbar gemacht.

Beim Kauf sollte darauf geachtet werden, dass jeder Kanister über einen Wasserhahn zur Wasserentnahme verfügt. Außerdem sollten die Kanister im befüllten Zustand nicht zu schwer werden. Am besten eignen sich solche mit 20 Litern Kapazität.

Die stabilen, klassischen Kanister lassen sich je nach Materialbeschaffenheit stapeln. Bei Faltkanistern ist das nur schlecht möglich. Dafür sind sie im ungefüllten Zustand platzsparender aufzubewahren. Die Kanistervariante ist vor allem zum Transport von Wasser geeignet.

Trinkwasserkonserven

Darüber hinaus gibt es auch praktisch ewig haltbare »Trinkwasserkonserven«. Diese werden in kleine Kunststoffpäckchen mit jeweils 50 Milliliter Wasser abgepackt und in einem größeren Beutel mit spezieller Schutzverpackung verschweißt. Dieses Produkt spielt seine Stärke vor allem im Extrembereich aus. Zum Beispiel auf hoher See und in sehr kalten oder warmen Regionen. Trotz der praktisch ewigen Haltbarkeit ist es aufgrund des äußerst hohen Anschaffungspreises für den Aufbau eines Wasservorrats ungeeignet.

Wenn man alle Möglichkeiten miteinander vergleicht, ist die Premiumlösung beim Aufbau eines Wasservorrats zweifellos die Glasflaschenvariante. Das darin enthaltene Wasser wird durch die Kohlensäure konserviert und ist praktisch unbegrenzt haltbar. Zudem kann nichts auslaufen, und der Geschmack wird nicht durch Konservierungsmittel verfälscht. Dafür ist es allerdings auch eine teure und platzintensive Lösung. Wer nicht so viel Geld ausgeben möchte und wenig Lagerplatz zur Verfügung hat, greift am besten zu den Wassersäcken. Wasserkanister sind eine gute Ergänzung bei der Vorratshaltung, da mit ihnen von außerhalb Wasser nachgeholt werden könnte. Ihre Stärke liegt vor allem in der einfachen Transportmöglichkeit.

Wasserkisten liefern lassen

Wer größere Mengen an Wasserkisten bevorraten möchte, aber den Transportaufwand scheut, kann sie einfach beim Getränkehändler bestellen. In der Regel bieten diese einen Lieferservice an und tragen auch alle Kisten bis an den gewünschten Platz.

Wasser schnell und professionell abfüllen

Jedem sollte bewusst sein, dass der aufgebaute Wasservorrat nur eine Notlösung ist. Das bedeutet insbesondere, dass im Ernstfall zusätzlich erheblich Wasser gespart werden muss. Unter normalen Umständen verbraucht jeder Bundesbürger im Schnitt 130 Liter Wasser pro Tag, wohingegen hier ein Notvorrat von lediglich 5 Litern am Tag empfohlen wird. Und das ist im Vergleich zur Empfehlung des Bundesamts für Bevölkerungsschutz und Katastrophenhilfe (BBK) sogar mehr als das Doppelte!

Kaum jemand hat unbegrenzt Lagerraum für Wasservorräte verfügbar. Es gibt jedoch eine Möglichkeit, wie der bereits aufgebaute Bestand unmittelbar vor einem Krisenfall noch deutlich aufgestockt werden kann.

Im Krisenfall Leitungswasser abfüllen

Manche Krisen kündigen sich an und kommen daher nicht mehr völlig überraschend. Das kann beispielsweise bei einer Naturkatastrophe wie extremem Starkregen der Fall sein. Hier wird es im Vorfeld Warnungen über die Medien, Warnapps und insbesondere Wetterberichte geben. Werden solche Ereignisse erkannt, ist es sinnvoll, die bereits angelegten Wasservorräte deutlich aufzustocken.

Hierzu werden zusätzlich zuvor angeschaffte 30-Liter-Wassersäcke mit Leitungswasser aufgefüllt und irgendwo gelagert, wo noch Platz ist. Aufgrund der zu erwartenden Krisensituation kommt theoretisch jede freie Stelle im Wohnraum als Lagerfläche in Betracht. Die Wassersäcke sind im

Leerzustand so platzsparend, dass zehn Säcke in einem großen Briefumschlag Platz finden.

Je mehr Wasser im Notfall zur Verfügung steht, desto komfortabler kann die schwierige Zeit ohne Wasserversorgung überbrückt werden. Dies gilt insbesondere für eine verbesserte Hygiene und erweiterte Möglichkeiten der Nahrungsmittelzubereitung. Wie viel an möglicher Extrakapazität angeschafft wird, ist natürlich eine individuelle Angelegenheit und muss von jedem selbst eingeschätzt werden.

Idealerweise wird alles, was zum Abfüllen des Leitungswassers benötigt wird, in einer größeren Plastikbox hinterlegt. Neben den Wassersäcken sollte ein etwa 3 Meter langes Gartenschlauchstück mit Anschlussgarnitur für den Wasserhahn beiliegen. Der Schlauch ermöglicht ein schnelles und vor allem bequemes Auffüllen der Säcke. Zusätzlich sollte eine Stirn- und Campinglampe enthalten sein. Unter Umständen muss die Befüllung im Dunkeln – beispielsweise im Falle eines Stromausfalls – vorgenommen werden.

Bei den Wassersäcken kann es vorkommen, dass einer nicht richtig schließt und Wasser ausläuft. Damit in diesem Falle kein Schaden entsteht, sollten alle befüllten Wassersäcke idealerweise in einem Kinderplanschbecken verstaut werden. Je nach Größe des Beckens kann es einige Zeit dauern, bis es aufgepumpt ist. Da es im bevorstehenden Krisenfall schnell gehen muss, empfiehlt sich eine elektrische Luftpumpe, die beim Stromausfall über einen Solargenerator betrieben werden kann. So ist das Becken in wenigen Minuten betriebsbereit. Natürlich kann das auch mit einer

Handpumpe erledigt werden, doch das dauert eben länger. Solargenerator, Luftpumpe und Planschbecken werden neben der Plastikbox aufbewahrt, damit alles sofort griffbereit ist. Für diesen Zweck einen Solargenerator anzuschaffen, würde in den Bereich der Extremvorbereitung fallen.

Anleitungen für die Familie

Prepper wissen in der Regel genau, was in Notfällen zu tun und wo die nötige Ausstattung verstaut ist. Allerdings machen viele den Fehler, diese Informationen für sich zu behalten. Ist derjenige, der alles vorbereitet hat, zum fraglichen Zeitpunkt nicht zu Hause, können die anderen Familienmitglieder nicht angemessen reagieren.

Wenn es beispielsweise um das Abfüllen von Wasser geht, sollte daher im Deckel der Plastikbox eine gut verständliche Anleitung angebracht sein. Diese muss in sehr einfacher Sprache und sehr kleinen Schritten ausgearbeitet sein, damit sie auch unter großem Stress für Dritte nutzbar ist. Zudem sollte in der Anleitung mit Fotos gearbeitet werden, damit alles noch leichter nachvollzogen werden kann. Wie so eine Anleitung aussehen könnte, zeigt die folgende Übersicht:

Kurzanleitung zum Wasserabfüllen

1. Box zum Waschbecken tragen
2. Gegebenenfalls Campinglampe anschalten und über dem Waschbecken aufhängen
3. Gegebenenfalls Stirnlampe aus der Box nehmen, aufsetzen und anschalten
4. Gartenschlauch am Wasserhahn anschließen
5. Solargenerator, Planschbecken und elektrische Pumpe neben dem Waschbecken aufstellen
6. Elektrische Pumpe an der Steckdose des Solargenerators anschließen
7. Taste »AC« am Solargenerator drücken, Pumpe am Planschbecken anschließen und anschalten
8. Wenn das Planschbecken aufgepumpt ist, alle Wassersäcke aus der Box auf dem Fußboden befüllen
9. Wassersäcke hochkant ins Planschbecken stellen, nicht stapeln!
10. Wenn alle Wassersäcke befüllt sind, Badewanne, Töpfe, Eimer usw. mit Wasser befüllen

Wer ein Wasserkonservierungsmittel zur Hand hat, kann dieses bei der Abfüllung verwenden. Es sollte nur bedacht werden, dass ein solcher Schritt für Dritte mehr Komplexität mit sich bringt. Da das Wasser auch ohne Zusätze einige Zeit haltbar bleibt, ist das ohnehin nicht zwingend erforderlich.

Nachdem alle vorhandenen Wassersäcke aufgefüllt sind, können noch Eimer, Töpfe, Waschbecken und die Badewanne mit Wasser gefüllt werden. Gerade die Badewanne bietet eine sehr große, einfach zu füllende Speichermöglichkeit. Hier ist nur zu beachten, dass der Abflussstöpsel nicht vollständig schließt und das Wasser kontinuierlich abfließt. Der Stöpsel lässt sich provisorisch mit etwas Gewebeband zusätzlich abdichten, was aber keinen vollständigen Schutz bietet. Für diesen Zweck gibt es Wassersäcke speziell für die Badewanne mit 220 Litern Fassungsvermögen. Das ist sicher die Ideallösung, aber nicht mit Priorität erforderlich.

Checkliste Wasserabfüllung

Artikel für vierköpfige Familie in einem Haus zum Notabfüllen von Leitungswasser	**Anzahl pro Haushalt**	**Erledigt**
Mindestausstattung:		
Eurobehälter mit Deckel (60x40x32 cm)	1x	☐
Wasserschlauch (5 m)	1x	☐
Anschlussgarnitur für den Wasserhahn	1x	☐
Wassersäcke (30 l)	10x	☐
Faltkanister (15 l)	8x	☐
Ergänzende Optimalausstattung:		
Campinglampe	1x	☐
Stirnlampe	1x	☐
Weitere Wassersäcke (30 l)	10x	☐
Planschbecken	1x	☐
Handluftpumpe	1x	☐
Extremausstattung:		
Solargenerator (240 Watt)	1x	☐
Elektronische Luftpumpe	1x	☐
Wasserkonservierungsmittel (100 ml)	1x	☐

Profi-Tipp: Wasserfilter

Ist der eigene Wasservorrat aufgebraucht, muss unter Umständen ungenießbares Wasser mittels Wasserfilter in Trinkwasser aufbereitet werden. Wer ungefiltertes Wasser aus der Natur trinkt, riskiert schwerwiegende Infektionen, angefangen bei Durchfall bis hin zum Tod. Neben der sichtbaren Wasserverschmutzung müssen Bakterien und Viren aus dem Wasser herausgefiltert werden.

Bakterien

Bakterien sind relativ groß und können daher gut aus dem Wasser gefiltert werden. Selbst wenn nicht alle von ihnen erwischt werden, ist das bei einem intakten Immunsystem meist kein Problem. Wichtig ist vor allem, dass nicht zu viele Bakterien im gefilterten Wasser verbleiben.

Viren

Viren hingegen sind deutlich kleiner als Bakterien und daher auch schwieriger mit einem Wasserfilter zu entfernen. Hier bieten sich eher Wasserentkeimungsmittel an, die dem gefilterten Wasser zugegeben werden können. Viren sind allerdings eher selten im Trinkwasser zu finden.

Im Trinkwasser können beispielsweise größere Mengen des »Fäkalbakteriums« E. coli enthalten sein. Es ist bei

Menschen und Säugetieren besonders anpassungsfähig und kann unter anderem Magen-Darm-Erkrankungen hervorrufen. EHEC, aus dem Stamm des E. coli-Bakteriums, hingegen ist hochinfektiös und kann blutigen Durchfall auslösen. So gab es im Sommer 2022 einen EHEC-Ausbruch in einer bayrischen Kita, bei dem fünf Kinder schwer erkrankt sind. Es wird vermutet, dass die Erreger über die externe Speiseversorgung eingeschleppt wurden.

Ebenso könnten Typhusbakterien (Salmonellen) und Cholerabakterien im Wasser enthalten sein.

Legionellen treten vor allem in den heimischen Wasserleitungen auf, wenn das Wasser länger unter einer Temperatur von 60 Grad steht. Bei einem Ausbruch von Legionellen im Jahr 2021 in Heilbronn erkrankten fünf Menschen an einer Lungenentzündung, zwei von ihnen starben.

Wasserfilter

Die Auswahl des richtigen Wasserfilters hängt vom vorgesehenen Einsatzzweck und auch vom Preis ab. Soll er eher unterwegs genutzt werden, damit man zum Beispiel aus einem kleinen Bach trinken kann, empfiehlt sich die Anschaffung von günstigen Strohhalmwasserfiltern. Damit kann direkt aus der Quelle getrunken werden. Die im Filter enthaltene Aktivkohle sorgt für einen angenehmen Geschmack. Nachteil ist, dass diese Filter nur kleine Mengen Wasser aufbereiten können und es direkt vor Ort getrunken werden muss.

Familien benötigen eher einen Filter, der größere Mengen zu Hause aufbereiten kann. Wird Wasser außerhalb gesammelt, kann es in einem sogenannten Gravitationsfilter bequem aufbereitet werden. Das Wasser wird oben in den Behälter gegossen, und pro Stunde können etwa vier Liter gefiltert werden. Die darin enthaltenen Filterelemente reichen für Zehntausende Liter aus, bevor sie ausgewechselt werden müssen. Nachteilig sind der hohe Anschaffungspreis und kostspielige Ersatzfilterelemente.

Der optimale Wasserfilter für zu Hause

Wer vor Eintreten einer Krisensituation einen Vorrat an Trinkwasser aufgebaut hat, benötigt wahrscheinlich keinen Wasserfilter. Jedoch rundet ein größerer Gravitationsfilter die Vorsorge ab, sofern alle anderen Bereiche bereits auf einem guten Stand sind.

1.2 Lebensmittel

Wenn es zu einer Krise kommt, muss grundsätzlich mit Panikkäufen im Supermarkt gerechnet werden. Wer sich nicht bevorratet hat, erkennt plötzlich die Notwendigkeit zum Vorratsaufbau und kauft aufgrund der knappen Zeit alle möglichen Dinge im Überfluss. In der Folge können die Regale nicht schnell genug aufgefüllt werden, und die Lieferkette gerät unter Druck. Sind die Regale erst einmal leer, motiviert alleine der Anblick viele weitere Menschen zum Panikkauf.

Dabei haben die Lebensmittelhändler inzwischen einiges dazugelernt. Mittlerweile findet man in den Geschäften nur noch vereinzelt leere Regale vor. Ist ein Produkt nicht verfügbar, wird das Regal mit beliebigen anderen Dingen vollgestellt. In England hängen einzelne Händler sogar Poster mit Fotos von gefüllten Regalen auf.

Am Anfang der Coronakrise waren einige Supermärkte und Drogerien aufgrund von Panikkäufen nahezu ausverkauft. Erschwerend kamen strukturelle Lieferprobleme hinzu, da sich wichtige Teile der Welt im Lockdown befanden und daher weniger produzieren konnten. Als dann im Jahr 2021 auch noch das riesige Containerschiff Ever Given fast eine Woche lang im Suezkanal stecken blieb, kam es zu weiteren Lieferproblemen. Und das nur durch ein einziges großes Schiff. Die Störung des weltweiten Warenstroms zog sogar einen anschließenden Containermangel nach sich.

Ist ein Komplettausfall der Lebensmittelversorgung möglich?

Auch wenn in den vergangenen Jahren krisenbedingt einzelne Waren wie Nudeln und Konserven vergriffen waren, kam es nie zu einem echten Mangel an Lebensmitteln. Es kann also davon ausgegangen werden, dass es auch künftig keinen Komplettausfall geben wird. So kann der eigene Notvorrat selbst in schwierigen Zeiten ergänzt werden.

Vorrat über längeren Zeitraum aufbauen

Wichtig ist, dass der Vorrat möglichst über einen längeren Zeitraum hinweg aufgebaut wird. Zum einen wird so nichts weggekauft, was jemand anderes vielleicht dringender benötigt. Zum anderen werden die Vorräte dann nicht zur gleichen Zeit ungenießbar und müssen daher später auch nicht wieder gleichzeitig ersetzt werden.

Wer sich Zeit für den Aufbau der Vorräte nimmt, kann zudem viel Geld durch das Studium der wöchentlichen Angebotsblätter sparen und bekommt ein Gefühl für die aktuellen Preise. So werden echte Schnäppchen erkannt und können bevorratet werden.

Lagerung

Hinsichtlich der Lagerung von Lebensmitteln gibt es einige Dinge zu beachten, damit die angeschafften Vorräte möglichst lange haltbar bleiben. Mikroorganismen, wie beispielsweise Bakterien und Pilze, befallen mit der Zeit die eingelagerten Vorräte und lassen diese verderben. Damit deren Vermehrung möglichst verlangsamt und bestenfalls ganz vermieden wird, ist ein besonderes Augenmerk auf die Lagerbedingungen zu legen.

Optimale Lagerbedingung gegen Mikroorganismen

Im Wesentlichen benötigen die für uns relevanten Mikroorganismen für ihr Wachstum Sauerstoff, Wasser, Nährstoffe und Wärme. Je mehr davon zur Verfügung steht, desto schneller breiten sich die Mikroorganismen aus und lassen die Lebensmittel verderben. Darum sind die idealen Lagerbedingungen jene, die den Lebensraum dieser Organismen ungemütlich machen. Das bedeutet, dass die Vorräte trocken, luftdicht, dunkel, kühl und vor Sonneneinstrahlung geschützt aufbewahrt werden müssen. Je umfassender diese Rahmenbedingungen geschaffen werden, desto weniger Ärger gibt es mit verdorbenen und somit verschwendeten Produkten.

Je kühler es im genutzten Lagerraum ist, desto besser. Die meisten Bakterien vermehren sich vor allem im Temperaturbereich zwischen 18 und 40 Grad. Es gilt also dauerhaft, auch im Sommer, eine Raumtemperatur von möglichst unter 18 Grad zu halten. Des Weiteren führt direkte

Sonneneinstrahlung zu Wärme und kann den Nährstoffen im Lebensmittel schaden. Deshalb sollen Lebensmittel dunkel aufbewahrt werden. Wie fast alle Lebewesen auf der Erde benötigen Mikroorganismen auch Wasser und Sauerstoff zum Leben. Damit die Lagerumgebung möglichst trocken ist, ist auf eine niedrige Luftfeuchtigkeit zu achten. Diese sollte möglichst weit unterhalb von 60 Prozent liegen. Sauerstoff lässt sich reduzieren, indem alle Vorräte gut verschlossen aufbewahrt werden. Idealerweise wird dem Produkt der Sauerstoff vollständig mittels Vakuumierung entzogen (siehe dazu den Profi-Tipp am Kapitelende).

Warum der Keller oft der beste Lagerplatz ist

In den meisten Haushalten ist der ideale Lagerplatz im Keller oder in der Speisekammer. Steht beides nicht zur Verfügung, könnten vor allem das Schlaf- und Wohnzimmer geeignete Rahmenbedingungen bieten. Insbesondere im Keller ist es dunkel, kühl und wenig mit Sonneneinstrahlung zu rechnen. Einzig die Luftfeuchtigkeit könnte vor allem im Sommer ein Problem werden, wenn nicht richtig gelüftet wird.

Das Badezimmer und die Küche sind gänzlich ungeeignet, um Lebensmittel dauerhaft unterzubringen. In diesen Räumen gibt es täglich große Temperaturschwankungen, es ist dort warm, und durch Kochen und Duschen entsteht eine zu hohe Luftfeuchtigkeit.

Auch der Dachboden ist nicht für die Lagerung von Lebensmitteln geeignet, da hier im Sommer hohe Temperaturen entstehen, die ein beschleunigtes Verderben zur Folge hätten.

Luftfeuchtigkeit im Blick behalten

Jeder Raum mit Lebensmittelvorräten sollte laufend hinsichtlich Temperatur und Luftfeuchtigkeit kontrolliert werden. Kleine Geräte zur Raumklimakontrolle leisten hier gute Dienste. Gerade im Sommer ist die Luftfeuchtigkeit sehr hoch und kann mit einem Luftentfeuchter reduziert werden.

Alle Vorräte können übersichtlich in einem Regal untergebracht werden. So ist auf den ersten Blick erkennbar, wo was steht und wie viel davon verfügbar ist. Neue Vorräte werden nach hinten ins Regal geräumt, sodass vorne immer die älteren Lebensmittel stehen und zuerst verbraucht werden können. Auf die Art verdirbt bestenfalls nichts, da es rechtzeitig verzehrt und entsprechend ersetzt wurde. Für Ein- bis Zwei-Personen-Haushalte ist das die optimale Variante.

Schwerlastboxen aus Kunststoff

Bei größeren Vorratsmengen reicht der Regalplatz in der Regel nicht aus. Hier bieten große Schwerlastboxen, sogenannte Eurobehälter, eine optimale Möglichkeit, Vorräte platzsparend einzulagern. Es gibt sie in unterschiedlichen Formaten, wobei die Variante mit 76 Litern Fassungsvermögen im Format 60x40x40 Zentimeter vermutlich am häufigsten zum Einsatz kommen dürfte. Hier lässt sich alles bequem lagern, und der Inhalt ist darüber hinaus extra lichtgeschützt.

Die Boxen haben einen losen, vollständig abnehmbaren Deckel. Damit dieser beim Aufeinanderstapeln nicht verrutscht, kann er mit Kabelbindern fixiert werden.

Eine weitere Möglichkeit, den Platz optimal zu nutzen, besteht darin, Konservendosen in kompletten Kartonlagen zu kaufen. Diese lassen sich dann, ohne extra Behälter anschaffen zu müssen, beliebig hoch aufeinanderstapeln. Gleiches gilt beispielsweise auch für Nudeln, die in größeren Stückzahlen zu jeweils 500 Gramm in einem Transportkarton zusammengefasst sind.

Vorratsschädlinge vermeiden

Beim Anlegen des Krisenvorrats muss auch auf sogenannte Vorratsschädlinge geachtet werden. Je mehr an Mehl, Reis und Co. eingelagert wird, desto höher ist die Gefahr eines Schädlingsbefalls. Die Eier, Larven oder ausgewachsenen Insekten gelangen meist mit dem Kauf des Lebensmittels in den Haushalt. Sind dann die Vorräte unter schlechten Lagerbedingungen untergebracht, schlüpfen die Schädlinge aus den Eiern und vermehren sich rapide. Die Sommerzeit ist besonders kritisch, da in diesen Monaten Temperatur und Luftfeuchtigkeit deutlich ansteigen können.

Mehlmotten

Mehlmotten sind ein häufig vorkommender Vorratsschädling. Sie finden sich vor allem dort, wo Mehl und Getreide gelagert werden. Die Tiere sind lichtscheu und fliegen vor allem in den dunklen Abendstunden. Zu anderen Zeiten sind sie schwerer zu finden. Wenn die eigenen Vorräte dauerhaft unter 18 Grad Raumtemperatur gelagert werden, kann sich die Mehlmotte kaum vermehren, wodurch einem Schädlingsbefall vorgebeugt wird.

Mehlmotten bekämpfen

Vorsichtshalber sollten am Lagerort einige Pheromonfallen aufgestellt werden. Findet sich eine Mehlmotte in der Falle, ist ein Befall wahrscheinlich. Aber Achtung: Nicht zu viele Fallen aufstellen, da der Lockstoff weitere Mehlmotten von außen anlocken könnte.

Reiskäfer

Ein besonders tückischer Schädling ist der Reiskäfer. Er wächst innerhalb des Reiskorns und ist von außen nicht zu erkennen. Ist er ausgewachsen, hinterlässt er angefressenes Lagergut, welches andere Schädlinge anlockt. Er bevorzugt sehr warme Temperaturen und eine hohe Luftfeuchtigkeit. Erfolgt die Lagerung unter 15 Grad, kann sich der Reiskäfer in der Regel nicht entwickeln.

Was bei Schädlingsbefall zu tun ist

Ist es zu einem Schädlingsbefall gekommen, heißt es schnell zu reagieren und die kontaminierte Ware umgehend zu entsorgen. Dazu werden die Lebensmittel im Backofen auf über 80 Grad erhitzt oder eingefroren. Dies ist wichtig, damit kein ungehemmtes Wachstum in der Mülltonne entsteht und es zu weiterem Befall kommt. Zudem müssen alle nebenliegenden Bestände ganz genau auf Schädlingsbefall überprüft werden. Wenn auch nur eine einzige befallene Packung übersehen wird, kommt es höchstwahrscheinlich zu einem erneuten Befall des Vorrats. Der Schrank, das Regal oder auch die Abstellflächen müssen penibel genau abgesaugt und gereinigt werden, damit alle Eier und Larven vernichtet sind. Regelmäßige Kontrollen auf Schädlingsbefall, insbesondere in den Sommermonaten, sind Pflicht.

Schädlingsbefall mit Vakuumierung einschränken

Werden die einzulagernden Lebensmittel vakuumiert, wird dem Produkt der Sauerstoff entzogen, und eingeschleppte Eier können nicht mehr schlüpfen.

Ewig haltbare Lebensmittel

In Deutschland und Österreich wird Salz in den Alpen abgebaut. Vor etwa 250 Millionen Jahren ist unterhalb des heutigen Gebirges ein Urmeer ausgetrocknet und hat sein Salz dort hinterlassen. Reines Natursalz hält sich ewig, sofern es nicht mit bestimmten Zusätzen wie Fluorid, Jodat oder Folsäure angereichert wurde. Insbesondere Jodat reagiert mit Sauerstoff und Feuchtigkeit, was die Qualität und Haltbarkeit beeinträchtigen kann. Dennoch halten auch diese Salzvarianten viele Jahre. Das Salz muss vor Feuchtigkeit geschützt werden, da es ansonsten verklumpt. Seine Haltbarkeit verliert es aber selbst dann nicht.

Zucker

Zucker ist ewig haltbar, da sich auf den Zuckerkristallen keine Bakterien und Schimmelpilze absetzen können. Diese Mikroorganismen benötigen zum Wachstum ungebundenes Wasser. Zuckerkristalle jedoch binden das Wasser, und den unerwünschten Keimen wird dadurch die Lebensgrundlage entzogen. Die einfache Papierverpackung von Zucker macht ihn jedoch besonders anfällig für Feuchtigkeit und Verklumpung. Neben dem raffinierten Kristallzucker sind auch Puderzucker und Rohrzucker so gut wie unbegrenzt haltbar.

Gewürze

In jeden Vorrat gehören Gewürze, damit die aufgrund einer möglichen Knappheit vielleicht weniger vielseitig zubereiteten Gerichte aufgepeppt werden können. Grundsätzlich gilt, dass getrocknete Gewürze bei richtiger Lagerung nicht verderben. Sie werden jedoch nach langer Zeit an Aroma verlieren und sich vielleicht farblich verändern. Bei der Bevorratung ist vor allem darauf zu achten, dass die Gewürze möglichst ungemahlen beziehungsweise nicht in Pulverform gekauft werden. Gewürze vertragen vor allem keine Luftfeuchtigkeit, da diese Schimmel verursachen kann.

Voll- und Halbkonserven

Vor über 200 Jahren wurde die Konservendose zur Militärtruppenversorgung eingeführt und gehört inzwischen für uns zum Alltag. Nachdem die Zutaten für das Gericht in die Dose gegeben wurden, wird diese verschlossen und kurzzeitig auf bis zu 130 Grad erhitzt. Dadurch werden alle Mikroorganismen abgetötet beziehungsweise der Inhalt sterilisiert. Bei stark erhitzten Konserven dürfen laut Gesetz keine Konservierungsstoffe zugesetzt werden, da eine lange Haltbarkeit auch ohne Zusatzstoffe gegeben ist. Die hoch erhitzten und sterilisierten Konserven werden auch Vollkonserven genannt und sind praktisch unbegrenzt haltbar. Doch auch wenn in der Regel keine Mikroorganismen den Inhalt verderben können, gibt es sehr wohl nach längerer Zeit eine Veränderung des Geschmacks und Aussehens.

Und auch nicht jedes Produkt in der Konservendose ist eine praktisch ewig haltbare Vollkonserve. Wurde der Inhalt lediglich mit einer Temperatur zwischen etwa 75 und 95 Grad erhitzt, handelt es sich um eine sogenannte Halbkonserve.

Diese wurde nicht sterilisiert, sondern lediglich pasteurisiert. Dadurch beträgt das Mindesthaltbarkeitsdatum meist nur ungefähr zwölf Monate, und die Dose ist nicht für die Einlagerung in den Notvorrat geeignet. Das Produkt verdirbt wirklich.

> ### Weniger haltbare Halbkonserven im Supermarkt erkennen
>
> Halbkonserven werden in der Regel nicht gekennzeichnet, aber es gibt einen Trick, wie man sie dennoch erkennen kann: Wurden dem Produkt nämlich Konservierungsstoffe zugesetzt, muss es sich um eine Halbkonserve handeln. Der Zusatz wäre bei einer Vollkonserve verboten. Ein weiterer Hinweis ist das kurze Mindesthaltbarkeitsdatum von etwa 12 Monaten. Vor allem Fleisch- und Wurstwaren wie Würstchen sind oftmals nur Halbkonserven.

Verdorbene Konserven erkennen

Auch wenn der Doseninhalt erhitzt und luftdicht verschlossen wurde, können gelegentlich Mikroorganismen überleben und sich vermehren. Das ist insbesondere dann der Fall, wenn die Lagerung bei einer Umgebungstemperatur von über 25 Grad erfolgt. Ist die Dose deformiert oder nach außen gewölbt, sollte sie ungeöffnet entsorgt werden. Es besteht die

Gefahr von Botulismus beziehungsweise einer gefährlichen Lebensmittelvergiftung. Ebenso sollte der Inhalt nicht gegessen werden, wenn die Dose scharfe Knicke aufweist oder verrostet ist. Es besteht das Risiko, dass das Produkt nicht mehr luftdicht verpackt ist und Bakterien eindringen konnten.

Niemals beschädigte oder eingedrückte Konserven kaufen

Beim Kauf von Konservendosen muss penibel auf äußerliche Beschädigungen geachtet werden. Nur unbeschädigte Dosen sollten eingelagert werden.

Besonders praktisch an Konserven ist, dass die enthaltenen Lebensmittel bereits vorgekocht wurden. So wird nur wenig Energie zum Erhitzen benötigt, und notfalls kann der Inhalt auch kalt verzehrt werden. Er sollte jedoch nicht direkt in der Dose erhitzt oder aus der Dose gegessen werden. Es besteht die Gefahr, dass sich dadurch Inhaltsstoffe der Innenbeschichtung lösen und mitgegessen werden.

Die meisten Konserven lassen sich mittels einer Lasche beziehungsweise eines Aufreißdeckels ohne Hilfsmittel öffnen. Dennoch sollten mehrere Dosenöffner zur Verfügung stehen.

Auswirkungen der gestiegenen Energiekosten

Ob der gute Ruf der Konservendose als ewig haltbares Produkt erhalten bleibt, wird zurzeit auf die Probe gestellt. Die stark angestiegenen Energiekosten im Jahre 2022 könnten Hersteller dazu verleiten, diese Produkte nicht mehr so stark und lange zu erhitzen. Das spart Energiekosten, könnte aber zulasten der Haltbarkeit gehen.

Weißer Reis

Ebenso dauerhaft wie die Konserven kann Reis eingelagert werden. Sogar die Europäische Union überlegt, hier das Mindesthaltbarkeitsdatum abzuschaffen. Wichtig ist nur, dass es sich dabei um eine weiße Sorte wie beispielsweise Jasmin-, Basmati- oder Parboiled Reis handelt. Naturreis oder Vollkornreis sind nicht lagerfähig, da die Fette im Keimling mit der Zeit ranzig werden.

Basmati- oder Parboiled Reis bevorraten

Gegenüber Basmati-Reis ist Parboiled Reis preiswerter. Allerdings ist der Basmati mit einer Kochzeit von etwa zehn Minuten deutlich schneller verzehrfertig als der Parboiled Reis mit etwa 15 Minuten Kochzeit. In einer Notsituation lässt sich also mit Basmati-Reis Energie bei der Zubereitung sparen.

Reis enthält abhängig von der Sorte wichtige Mineralstoffe wie Eisen und Zink plus viel Vitamin E. Er eignet sich gut für die Vorratshaltung, da viele Kalorien bei geringem Platzbedarf verstaut werden können.

Nudeln aus Hartweizen

Nudeln sind nicht ohne Grund während jeder Krise stark nachgefragt. Sie gehören zu jenen Lebensmitteln, die sich praktisch ewig bevorraten lassen. Hinzu kommt, dass sie insbesondere von Kindern gemocht werden und preiswert sind. Ähnlich wie beim Reis ist bei der Bevorratung wichtig, keine Vollkornprodukte einzulagern, da die enthaltenen Fette relativ schnell ranzig werden und das Produkt verderben. Nudeln aus Hartweizengrieß halten hingegen sogar so lange, dass auch sie mit auf einer Liste von Nahrungsmitteln stehen, bei der die Europäische Union überlegt, das Mindesthaltbarkeitsdatum abzuschaffen.

Platzsparende Spaghetti

Alle hellen Nudelsorten aus Hartweizengrieß eignen sich für die Bevorratung. Wer eine besonders platzsparende Variante sucht, sollte vor allem Spaghetti einlagern. Fusilli und Co. haben deutlich mehr Volumen bei gleichem Gewicht.

Die Verpackung von Nudeln kann allerdings zu einem Problem bei der langfristigen Lagerung werden. Meist sind sie in einem Kunststoffbeutel verschweißt, was einigermaßen gegen Kontakt mit Sauerstoff und Luftfeuchtigkeit schützt. Bestimmte Hersteller setzen jedoch auf Pappkartons als Umverpackung. Hier können leichter Feuchtigkeit und Sauerstoff eindringen, wodurch möglicherweise eine Lebensgrundlage für unerwünschte Mikroorganismen entsteht.

Spirituosen

Auch Spirituosen eignen sich für den Notvorrat. Wer zum seelischen Ausgleich in einer Krisensituation etwas Entspannung sucht, wird vielleicht bei den alkoholischen Getränken fündig. Besonders geeignet ist Wodka, da er im Prinzip nichts anderes ist als reiner, verdünnter Alkohol. Aber auch alle anderen Spirituosen ab 40 Prozent Alkoholgehalt, wie zum Beispiel Whisky und Rum, lassen sich bevorraten. Wichtig ist dabei nur, dass die Flaschen kühl, trocken und vor Sonnenlicht geschützt aufbewahrt werden und noch nicht geöffnet wurden.

Wein aus dem Supermarkt hingegen ist in der Regel nicht dauerhaft lagerfähig. Dennoch gibt es durchaus Weine, die mit zunehmendem Alter bei richtiger Lagerung an Qualität gewinnen. Diese erfordern jedoch bestimmte Eigenschaften und sind eher im Fachhandel zu finden. Ebenso sind Bier und Liköre nicht dauerhaft lagerfähig.

Honig

Nicht nur Kinder wird es freuen, dass Honig sehr gut für den Notvorrat geeignet ist. Schon die alten Ägypter haben Honig hergestellt, der auch nach einigen Tausend Jahren mikrobiologisch betrachtet nicht verdorben (aber doch ungenießbar) ist. Per Gesetz beträgt das Mindesthaltbarkeitsdatum für Honig zwei Jahre nach Abfüllung. In der Praxis ist er jedoch eine Ewigkeit haltbar.

Beim Aufbereiten des Honigs durch die Bienen im Bienenstock entstehen auf natürliche Weise Enzyme, Säuren und ein sehr hoher Zuckergehalt. Dies in Kombination mit dem niedrigen Wassergehalt, der bei nur maximal 20 Prozent liegen darf, macht den Honig haltbar. Mikroorganismen haben in dieser Lebensumgebung kaum Wachstumsmöglichkeiten. Sonneneinstrahlung, Luftkontakt und Wärme setzen allerdings chemische Prozesse in Gang, die die geschmackliche Qualität stark beeinflussen können. Dadurch verdirbt der Honig nicht, ist aber unter Umständen nicht mehr schmackhaft.

Mehl

Mehl ist sehr trocken, sodass sich kaum Keime darin verbreiten können. Dadurch wird es praktisch ewig haltbar, und auch hier überlegt die Europäische Union, das Mindesthaltbarkeitsdatum abzuschaffen.

Wichtig bei dem zu bevorratenden Mehl ist, dass keine Vollkornvarianten ausgewählt werden. Diese enthalten bestimmte Fette und Öle, die ranzig werden können. Der größte Schwachpunkt bei der dauerhaften Haltbarkeit von Mehl ist eine undichte Umverpackung. In der Regel wird es in einer einfachen Papierverpackung abgefüllt, die schon im Supermarktregal den Inhalt nach außen treten lassen kann. So haben Luftfeuchtigkeit und Mikroorganismen ein leichtes Spiel, das Produkt zu verderben. Wer Mehl lange haltbar machen möchte, füllt es am besten in Ein-Liter-Glasflaschen um. Das hat auch den Vorteil, dass Vorratsschädlinge wie Mehlmotten sich kaum ausbreiten können. Mehl, das von Schädlingen befallen ist, hat in der Regel einen seltsamen, beißenden Geruch. Auch wenn Mehl richtig gelagert und verpackt ewig halten kann, verliert es mit der Zeit seine Backeigenschaften. So wird zum Beispiel das Brot nicht mehr fluffig locker, sondern eher fest und geht nicht so gut auf.

Ewig haltbarer Vorrat ist Trumpf!

Idealerweise wird der Notvorrat aus den zuvor genannten ewig haltbaren Produkten zusammengestellt. Das spart viel Zeit an Wartung und hält den Anteil an verdorbener Ware meist gering.

Vorratshaltung für Säuglinge und Kleinkinder

Es gibt viele ewig haltbare Lebensmittel für den Notvorrat, doch sie alle sind für Säuglinge und Kleinkinder weitestgehend ungeeignet. Dennoch soll gerade für die Kleinsten eine optimale Versorgung auch im Krisenfall sichergestellt sein. Im Gegensatz zum dauerhaften Vorrat für ältere Kinder und Erwachsene, gilt es einen Bestand aufzubauen, der so lange haltbar ist, bis das Baby oder Kleinkind etwa 18 Monate alt ist. Ab dann sollte auch eine Versorgung über den dauerhaften Vorratsbestand möglich sein. Je nach Alter des Kindes beziehungsweise der Kinder müssen dann nur maximal zwölf bis 18 Monate überbrückt werden. Das erhöht den Spielraum bei der Produktauswahl für Säuglinge deutlich, da auch Artikel mit kurzem Mindesthaltbarkeitsdatum bevorratet werden können.

Milchpulver für die gesamte Säuglingszeit

Säuglinge und sehr kleine Kinder ernähren sich vorwiegend von Muttermilch oder Milchpulver, das mit Wasser zubereitet wird. Letzteres hat unabhängig vom Hersteller meist eine Mindesthaltbarkeitsdauer von etwa 18 Monaten. Das ist für die Zwecke der Einlagerung ideal. Wenn absehbar ist, dass das Milchpulver beispielsweise noch für einen Zeitraum von sechs Monaten gegeben werden soll, könnte der gesamte Bedarf für die restlichen Monate auf einmal angeschafft werden. Welche Menge das ist, lässt sich am individuellen Verbrauch hochrechnen. Das erfordert natürlich etwas Platz zum Lagern, und finanzielle Mittel müssen vorgestreckt werden. Wem das zu viel sein sollte, der kann natürlich anfangs weniger in den Bestand legen und dafür mit der Zeit schneller nachkaufen.

Lieferengpässe bei Milchpulver

Dass auch Säuglingsmilch von Lieferengpässen betroffen sein kann, haben wir im Jahr 2022 in den USA verfolgen können. Der dortige Hauptproduzent für Babynahrung musste ein Werk aufgrund von Hygienemängeln schließen, was für verzweifelte Eltern sorgte. Am Ende war die Not so groß, dass sich der seinerzeit amtierende US-Präsident persönlich einschalten musste. Er hat die Operation Fly Formula ins Leben gerufen und mit Militärmaschinen tonnenweise Babynahrung aus Deutschland in die USA importiert.

Aber auch in Deutschland kommt es immer wieder zu Lieferengpässen. So im Jahr 2015, als vor allem asiatische Kunden Milchpulver in Deutschland kauften und in die Heimat schickten. Die Drogeriemärkte reagierten mit Verkaufsmengenbeschränkungen, was wiederum für Panikkäufe sorgte. Diese wiederholten sich auch zu Beginn der Coronakrise und vereinzelt beim Angriff Russlands auf die Ukraine.

Gläschennahrung für die gesamte Säuglingszeit

Analog zum Milchpulver lässt sich auch ein Notvorrat an Babygläschen aufbauen. Auch hier kann der wöchentliche Verbrauch auf jene Monate hochgerechnet werden, in denen voraussichtlich noch Gläschennahrung gefüttert werden soll. Das Risiko, dass bestimmte Gerichte vom Baby verweigert werden, kann durch den Kauf vieler verschiedener Geschmacksrichtungen minimiert werden. Zudem ist zu beachten, dass die Kinder einige Monate später vielleicht Gläschen benötigen, die für eine höhere Altersstufe empfohlen werden. Idealerweise werden ungefähr so viele Gläschen angeschafft, wie für die kommenden Monate noch benötigt werden. Die Mindesthaltbarkeit liegt im Schnitt bei 18 Monaten.

Rundum-sorglos-Vorrat für den Säugling

Auch wenn es vielleicht ein seltsames Gefühl sein mag, große Mengen an Milchpulver und Gläschen zu beschaffen, ist es Teil einer durchdachten Krisenvorsorge. So muss man sich künftig nicht an Panikkäufen beteiligen und anderen Eltern vielleicht knappe Supermarktbestände wegkaufen. Zudem wären die Mengen in den kommenden Monaten ohnehin anzuschaffen, wodurch die gleichen Kosten anfallen würden.

Niemals während Lieferengpässen bevorraten

Für die Bevorratung bietet sich insbesondere der Onlinehandel an. Zum Teil sind dort weit über 100 verschiedene Gerichte in Gläschen lieferbar, und preislich gibt es kaum einen Unterschied zum Laden vor Ort. Wichtig ist nur, dass die Artikel bereits vor einer Krise angeschafft werden und nicht erst dann, wenn alle gerne etwas haben möchten.

Was in den Vorrat gehört

Falls es zu einem Krisenfall kommen sollte, werden wahrscheinlich viele Panikkäufe getätigt werden. Dies hat zur Folge, dass bestimmte Produkte nicht mehr verfügbar sind. Außerdem kann unter Umständen eine aufgeladene Atmosphäre beim Einkauf herrschen, der aus dem Weg gegangen werden sollte. Ohnehin sollte in einer angespannten Situation möglichst wenig im Supermarkt oder der Drogerie gekauft werden. Andere benötigen die Artikel vielleicht dringender, da sie nicht vorbereitet sind und sich Sorgen um ihre Familie machen.

Bei den Überlegungen zum Umfang des Vorrats sind die individuellen Rahmenbedingungen ausschlaggebend. Diese höchstpersönlichen Umstände und Bedürfnisse können nicht optimal mit einer einzigen, allgemein gehaltenen Checkliste für alle abgedeckt werden. Eine eigene Risiko- und Wohlfühlabschätzung ist hier erforderlich.

Für wen soll vorgesorgt werden?

Zuerst gilt es festzulegen, für wen genau der Lebensmittelvorrat angelegt werden soll. Das wird in erster Linie die eigene Familie mit ein bis zwei Kindern sein. Vielleicht ist ein Baby oder Kleinkind dabei? Darüber hinaus sollen vielleicht ältere Angehörige mit in die Planung einbezogen werden, da sie sich im Krisenfall schlecht selbst helfen können. Wie sieht es mit Nachbarn, Freunden und Verwandten aus?

Vegetarier und Veganer

Auch zu berücksichtigen sind die individuellen Ernährungsgewohnheiten. Wer beispielsweise für Vegetarier oder Veganer vorsorgt, sollte auch genügend passende Lebensmittel eingekauft haben. Erschwerend kommt hinzu, dass viele Menschen unter Allergien und Lebensmittelunverträglichkeiten leiden. Beispielsweise haben etwa 15 Prozent der Deutschen eine Laktoseintoleranz (Milchzuckerunverträglichkeit). Ebenso schwierig kann eine Unverträglichkeit von Fruchtzucker und Gluten sein. Darum ist es wichtig, mögliche Unverträglichkeiten genau zu kennen und bei der Produktauswahl zu berücksichtigen. Auch für Menschen mit Lebensmittelunverträglichkeiten ist Reis in der Regel sehr gut geeignet.

Laktase für den Vorrat

Wird für Menschen mit einer Laktoseintoleranz vorgesorgt, sollten möglichst viele Tabletten mit dem Enzym Laktase aus der Drogerie vorrätig sein.

Reis für den kleinen Geldbeutel

Mit entscheidend für den Aufbau eines Vorrats sind vorhandene Lagermöglichkeiten und der zur Verfügung stehende finanzielle Spielraum. Produkte mit einer hohen Kaloriendichte, wie zum Beispiel Reis, lassen sich besonders platzsparend lagern. Reis ist nicht so sperrig wie Konservendosen und bietet doppelt so viele Kalorien wie Nudeln bei vergleichbarem Lagervolumen. Reis ist unschlagbar günstig und damit besonders für Familien mit knappen finanziellen Ressourcen geeignet.

Wie lange der Vorrat reichen sollte

Wie lange im Notfall die Vorräte reichen sollten, ist eine individuelle Entscheidung. In Deutschland wird allgemein davon ausgegangen, dass alle größeren Krisen mit Lieferengpässen in der Nahrungsmittelversorgung innerhalb von zehn Tagen ausgestanden sind. Das bedeutet jedoch nicht zwangsläufig, dass beispielsweise die Lieferkette nach einem größeren Stromausfall wie gewohnt wiederhergestellt ist. Es wird im Wesentlichen angenommen, dass innerhalb dieses Zeitraums die rudimentäre Grundversorgung wieder funktioniert. Der Zehn-Tage-Vorrat sollte als absolutes Minimum verstanden werden. Eher empfehlenswert ist es, Versorgungsengpässe über 30 Tage und länger überstehen zu können.

Der Vorrat soll möglichst dauerhaft haltbar sein

Ziel des Vorrats soll es sein, dass der komplette Kalorien- und Wasserbedarf dauerhaft zur Verfügung steht, ohne im Krisenfall einkaufen zu müssen. Hierzu werden vor allem sehr lang haltbare Produkte aufgenommen. So bleibt der Vorrat wartungsarm, und es verdirbt nur wenig. Zudem ist in vielen Krisen davon auszugehen, dass noch frische Produkte verfügbar sind, wenngleich auch nicht in gewohntem Umfang. Damit lässt sich der Notvorrat bestenfalls ergänzen.

Checkliste für den Lebensmittelvorrat

Die folgende Checkliste stellt beispielhaft einen Lebensmittelvorrat für einen Zeitraum von zehn Tagen dar. Es wird zwischen einer optimalen und einer minimalen Variante unterschieden. Die optimale Variante geht von fünf Litern Wasservorrat pro Person und Tag aus und bietet Vielseitigkeit in Form von verschiedenen Konserven. Insbesondere sind Fertiggerichte, Obst und Fisch enthalten. Das Dosengemüse kann zur Zubereitung einfacher Gerichte mit Reis und Nudeln verwendet werden. In der optimalen Variante wird ein täglicher Bedarf von komfortablen 2200 Kalorien angenommen.

Die minimale Variante ist für jene interessant, die wenig Lagerplatz zur Verfügung haben und geringere finanzielle Mittel einsetzen möchten. Der Platzbedarf ist gegenüber der optimalen Version deutlich reduziert. Hier wird von einem täglichen Bedarf von 1800 Kalorien ausgegangen, welcher in einer Notsituation ebenfalls ausreichend sein sollte. Statt fünf Liter Trinkwasser pro Person und Tag sind drei Liter eingeplant. Außerdem wurden insbesondere die Fertiggerichte in den Konserven durch Reis ersetzt. Statt Basmati-Reis kann Parboiled Reis genommen werden, welcher deutlich günstiger ist. Um die größere Menge an Reis zuzubereiten, sind etwas mehr Bohnen und Sojasoße hinzugekommen. Die Gewichtsangabe bei dem Dosengemüse bezieht sich auf das Abtropf- und nicht auf das Gesamtgewicht der Konserve.

Checkliste Nahrungsmittelvorrat

Lebensmittel	**Menge (optimal)**	**Menge (minimal)**	**Erledigt**
Mineralwasser mit Kohlensäure in Glasflaschen	50 l	30 l	☐
Parboiled Reis	-	3 kg	☐
Basmati-Reis	2 kg	-	☐
Nudeln aus 100 % Hartweizengrieß	1 kg	1 kg	☐
Konservendosen:			
Fertiggerichte/Eintöpfe	4,8 kg	-	☐
Fertiggerichte/Suppen	4,8 l	-	☐
Grüne Bohnen	455 g	-	☐
Kidneybohnen	765 g	1,3 kg	☐
Weiße Riesenbohnen	720 g	1 kg	☐
Erbsen und Möhren	530 g	530 g	☐
Mais	570 g	570 g	☐
Champignons	460 g	460 g	☐
Tomaten	1,6 kg	1,6 kg	☐
Thunfisch im eigenen Saft	300 g	-	☐
Fischfilets	400 g	-	☐
Ananas	567 g	-	☐
Pfirsich	410 g	-	☐
Gewürze:			
Salz	300 g	300 g	☐
Pfeffer (ungemahlen)	20 g	20 g	☐
Paprikapulver	20 g	20 g	☐
Currypulver	20 g	20 g	☐
Sojasoße in Glasflaschen	250 ml	500 ml	☐

Erweiterter Nahrungsmittelvorrat

Wer beispielsweise einen Nahrungsmittelvorrat für 30 Tage aufbauen möchte, kann die aufgeführten Mengen hochrechnen und gegebenenfalls Variationen mit weiteren Konserven und anderen dauerhaft haltbaren Lebensmitteln einbringen.

Der preiswerteste und platzsparendste Notvorrat

Wer noch mehr Geld und Platz als in der Minimal-Variante sparen möchte, kann sich 6 Kilogramm Parboiled Reis kaufen. Das deckt in etwa den Kalorienbedarf eines Erwachsenen für zehn Tage. Der Reis wird dann mit jenen Gewürzen oder Lebensmitteln zubereitet, die sich allgemein im Haushalt befinden. Solange es noch sauberes Wasser aus der Leitung zum Kochen gibt, reicht das im Extremfall aus.

Was nicht unbedingt in den Vorrat gehört

Mehl und Kristallzucker stehen im Übrigen nicht auf der Liste. Viele Menschen sind unerfahren im Backen von Brot; darüber hinaus stellt sich die Frage, ob im Krisenfall auch Strom oder Gas für den Ofen zur Verfügung steht. Die für das Brotbacken eingesetzte Energie lässt sich im Zweifel besser zum Kochen von Reis und Nudeln oder zum Aufwärmen von Dosengerichten nutzen.

Profi-Tipp: Lebensmittel vakuumieren

Viele an sich ewig haltbare Lebensmittel sind leider unzureichend verpackt und verderben daher früher, als sie eigentlich müssten. Ab Werk werden beispielsweise Mehl und Zucker in dünnem Papier eingewickelt, sodass der Inhalt bereits im Supermarkt herausrieseln kann. Obwohl im Glas und manchmal zusätzlich eingeschweißt, sind Gewürze nicht luftdicht verpackt. Ansonsten würde man das Gewürz nämlich nicht im originalverpackten Zustand riechen können.

Ähnlich sieht es mit Reis und Nudeln aus. Sie wirken nur auf den ersten Blick luftdicht verpackt, sind es aber oft nicht. Undichte Verpackung führt dazu, dass Sauerstoff und Luftfeuchtigkeit an das Produkt gelangen. Dadurch besteht ein erhöhtes Risiko, dass sich unerwünschte Mikroorganismen vermehren und die Lebensmittel vorzeitig verderben.

Haltbarkeitsbegrenzende Verpackung

Die Lebensmittelindustrie geht davon aus, dass ihre Produkte innerhalb kurzer Zeit nach dem Kauf konsumiert werden, und sieht daher keinen Anlass, haltbarkeitsverlängernde Verpackungsmöglichkeiten zu verwenden.

Das Vakuumiergerät

Mittels Vakuumiergerät können die Schwächen der Umverpackung beseitigt werden. Hierzu wird beispielsweise der Reis so, wie er mit Verpackung gekauft wurde, in einen Vakuumierbeutel gestellt, vakuumiert und verschweißt. In der Folge kann der Reis sauerstofffrei eingelagert werden und ist vollständig gegen Luftfeuchtigkeit geschützt. Das gilt auch für alle trockenen Lebensmittel wie beispielsweise Mehl, Zucker, Nudeln und Gewürze.

Durch diese Methode werden Lebensmittel um ein Vielfaches haltbarer gemacht, und das Risiko eines Schädlingsbefalls wird reduziert.

Feuchtigkeitsschutz beim Vakuumieren

Vor dem Vakuumiervorgang kann ein kleines Tütchen mit Silica-Gel dem Vakuumierbeutel zugefügt werden. Es handelt sich um einen Feuchtigkeitsabsorber, der das vakuumierte Produkt zusätzlich vor Feuchtigkeit schützt.

Richtiges Vakuumieren

Das Vakuumiergerät muss kein Profiequipment für die Gastronomiebranche sein. Ein einfaches Haushaltsgerät reicht hier völlig aus. Wichtig ist nur, dass es auf Tastendruck beliebig lange den Vakuumiervorgang aufrechterhalten kann.

Ansonsten werden meist keine brauchbaren Vakua erzeugt. Neben dem Vakuumiergerät werden passende Vakuumierbeutel benötigt. Gegenüber anderen Kunststofftüten sind diese auf der Innenseite geriffelt und verschließen sich so besser. Es gibt sie beispielsweise in der Größe 22x30 Zentimeter, mit der sich optimal die Standardverkaufseinheiten von Reis, Mehl und Zucker vakuumieren lassen.

Der Umgang mit dem Vakuumiergerät ist recht einfach, erfordert aber etwas Übung. Nur wenn das vakuumierte Produkt am Ende quasi steinhart ist, ist es für die dauerhafte Lagerung optimal geeignet.

Nachfolgend der korrekte Ablauf anhand eines Beispiels mit 1 Kilogramm Reis:

Beispielhafte Vakuumierung von Reis

1. So kann 1 kg Reis vakuumiert werden: Hände waschen und Einmalhandschuhe anziehen, damit möglichst keine Keime ins Vakuum gelangen.
2. Reis mit Umverpackung in den Vakuumierbeutel stellen.
3. Anschließend den Beutel mehrfach leicht anheben und sanft auf dem Tisch fallen lassen, damit der Reis verdichtet und Luftzwischenräume reduziert werden.
4. Silica-Sauerstoffabsorber in den Vakuumierbeutel geben.
5. Das offene Ende des Vakuumierbeutels im Vakuumierer einklemmen.

6. Taste zum Start des Vakuumiervorgangs so lange gedrückt halten, bis keine Luft mehr herausgesaugt wird. Zwischenzeitlich immer wieder den Inhalt vorsichtig zusammendrücken und so weiter Lufträume schließen. Ohne diesen Zwischenschritt sind die meisten Vakuumiervorgänge nicht erfolgreich.
7. Taste zum Versiegeln des Vakuumierbeutels drücken und dabei weiterhin die Vakuumiertaste gedrückt halten.
8. Jetzt kann der Beutel ein Stück aus dem Vakuumiergerät gezogen werden und eine zweite Versiegelung bzw. Sicherheitsschweißnaht erstellt werden.
9. Ist das Vakuum auch nach ein bis zwei Tagen noch vollständig erhalten, kann der Reis im Lager verstaut werden. Ansonsten muss der Vakuumiervorgang wiederholt werden.

Mehl und Zucker lassen sich besonders einfach vakuumieren, da sich die kleinen Luftzwischenräume schnell verdichten. Reis und Linsen mit der gröberen Körnerstruktur machen hingegen etwas mehr Arbeit, da sie während des Vakuumiervorgangs länger und kräftiger zusammengedrückt werden müssen.

> **Vakuumierung schützt vor Mikroorganismen**
>
> Das Vakuumiergerät ist eines der wichtigsten Instrumente, um das Wachstum von Mikroorganismen im Lebensmittelvorrat zu verhindern.

1.3 Drogerieartikel und Hygiene

Sauberes Wasser ist die Grundvoraussetzung für eine ausreichende Körperpflege. Steht es zeitweise nicht uneingeschränkt zur Verfügung, leidet darunter zwangsläufig die Hygiene und damit einhergehend das persönliche Wohlbefinden. Allein die morgendliche Dusche mit einem Wasserverbrauch von etwa 60 Litern ist dann nicht mehr möglich.

Lieferengpässe

Darüber hinaus gibt es häufig Bereitstellungs- und Lieferengpässe bei Drogerieartikeln. Das wohl bekannteste Beispiel sind die Panikkäufe von Toilettenpapier, Seife und Desinfektionsmitteln während der Coronakrise. Die Industrie ist bereits auf weitere Krisen vorbereitet. So berichtet das Branchenblatt *Lebensmittelzeitung* im Mai 2022, dass bei einer möglichen Gasmangellage die Herstellung bestimmter Artikel auf Notfallprodukte umgestellt werden soll. In diesem Fall würde die bestehende Produktvielfalt eingeschränkt und das gleiche Produkt an alle Märkte geliefert werden. Dann würde es vermutlich nur noch eine Art Zahnpasta, Einwegrasierer oder Duschgel bei allen Discountern geben.

Notvorrat getrennt vom Alltagsbestand aufbewahren

Auch wenn die meisten Drogerieartikel im Haushalt vorhanden sind, sollten sie gegebenenfalls zusätzlich angeschafft, bevorratet und getrennt vom Alltagsbestand aufbewahrt werden. Nur so ist sichergestellt, dass im Krisenfall wirklich das Nötigste vorhanden ist. Ansonsten besteht die Gefahr, dass allein aufgrund von Bequemlichkeit einzelne Produkte später nicht nachbeschafft werden können.

Körperpflege

Auch im Krisenfall ist die Zahnpflege unerlässlich. Im Mund befinden sich viele Bakterien, die regelmäßig durch gründliches Zähneputzen entfernt werden müssen. Unterbleibt die Zahnpflege über einen längeren Zeitraum, ernähren sich die Bakterien von den Speiseresten in den Zahnzwischenräumen und verbreiten sich in der gesamten Mundhöhle. In der Folge entstehen schmerzhafte Erkrankungen wie zum Beispiel Karies, Parodontitis und Zahnfleischentzündungen. Ist dann kein Zahnarzt verfügbar, ist die Krise gleich doppelt so schlimm. Darüber hinaus erzeugen bestimmte Bakterien übel riechende Substanzen, wie sie bei einem Verwesungsprozess entstehen.

Elektrische Zahnbürsten können unter Umständen nicht nachgeladen werden, weshalb mindestens eine Zahnbürste zur manuellen Reinigung und eine Tube Zahnpasta pro Familienmitglied in den Vorrat gehören. Bei der Auswahl ist auf altersgerechte Artikel zu achten.

Seife

Das regelmäßige Händewaschen mit Seife beugt vielen Infektionskrankheiten vor. Viren und Bakterien übertragen sich häufig über die sogenannte Schmierinfektion von Mensch zu Mensch. Wenn beispielsweise jemand mit Erkältungsviren infiziert ist und anderen die Hand schüttelt, besteht ein erhöhtes Risiko, dass die Viren weitergegeben werden.

Auch das Berühren von kontaminierten Flächen wie Türgriffen kann zu einer Infektion führen. Die Erreger wandern anschließend bei einer Berührung des Gesichts schnell von der Hand in Nase, Mund oder Auge und können von dort in den Körper eindringen. Seife kann diesen Ansteckungsprozess unterbrechen, indem die Erreger beim Händewaschen bereits auf der Hand zerstört beziehungsweise inaktiviert werden. Die waschaktiven Substanzen der Seife schützen beispielsweise gegen Rotaviren, Influenza und die Bindehautentzündung auslösenden Adenoviren.

Damit die volle Schutzwirkung entfaltet werden kann, müssen die Hände mindestens 20 Sekunden lang mit der Seife gereinigt werden. Dabei ist Warmwasser nicht zwingend erforderlich, kaltes Wasser reicht aus. Jedes Familienmitglied sollte ein Stück Seife für die Krisenvorsorge zur Verfügung haben.

Trockenshampoo

In einer ernsthaften Krise mit Unterbrechung der Wasserversorgung gilt es vor allem, Wasser zu sparen. Die tägliche Dusche wird dann nicht mehr möglich sein. Nicht nur wegen des fehlenden Leitungswassers, sondern auch, weil der Wasserverbrauch je nach Duschkopf bei bis zu 15 Litern pro Minute liegt. Das entspricht einem Wasservorrat von vier Tagen mal je fünf Liter, der innerhalb kürzester Zeit verbraucht werden würde. Damit die Haare trotzdem sauber bleiben, kann Trockenshampoo eine wertvolle Hilfe leisten. Dieses kommt komplett ohne Wasser aus und entzieht den Haaren überschüssigen Talg. Die im Shampoo enthaltene Stärke frischt das Haar wieder auf und lässt es weniger fettig aussehen. Dabei reduzieren die oftmals zugesetzten Duftstoffe unangenehmen Geruch, was ebenso zum persönlichen Wohlbefinden beiträgt. Auch wenn Trockenshampoo auf Dauer keine echte Haarwäsche ersetzt, ist es auf jeden Fall eine Unterstützung, falls kein fließendes Wasser verfügbar sein sollte. Für jede Person im Haushalt sollte eine Dose Trockenshampoo vorhanden sein.

Einmalwaschlappen

Um Wasser zu sparen, können feuchte Einmalwaschlappen bei der Körperpflege gute Dienste leisten. Für die Anwendung sind weder Seife, Wasser noch ein Handtuch zum Abtrocknen nötig. Qualitativ gibt es große Unterschiede hinsichtlich der Materialstärke und Verträglichkeit von chemischen Zusatzstoffen. Natürlich sollten die Tücher möglichst reißfest sein und nicht fusseln. Wie gut die

Waschlappen wirklich sind, lässt sich erst nach vorherigem Ausprobieren feststellen.

Wer Unverträglichkeiten gegenüber Parfum und Zusatzstoffen hat, sollte versuchen, auf besonders hautverträgliche Produkte auszuweichen. Die Waschlappen werden meist in großer Stückzahl je Verpackungseinheit verkauft. Eine Packung mit 150 Stück sollte pro Person verfügbar sein.

Toilettenpapier

Während der Coronakrise ist das Toilettenpapier zum Symbolbild für Panikkäufe geworden. Die plötzlich gestiegene Nachfrage hat während eines verhältnismäßig langen Zeitraums für leere Regale gesorgt. Im Jahr 2022 geriet die Produktion dann unter Druck. Die stark gestiegenen Energiekosten ließen namhafte Anbieter in die Insolvenz rutschen.

Die Hygienepapierindustrie warnte vor weiter steigenden Preisen und befürchtete einen Produktionsausfall, falls es zu einer Gasmangellage kommen würde. Der Kauf von Toilettenpapier für den Notvorrat ist durchaus sinnvoll, solange nicht mit der Menge übertrieben wird.

Klopapier wird nahezu von der gesamten Bevölkerung täglich genutzt. Fehlt es, sorgt es für ein unangenehmes Gefühl, und es müsste auf Alternativen mit Wasser ausgewichen werden. Letzteres wird in Deutschland kaum angenommen, und gerade im Krisenfall könnte Wasser ein knappes Gut sein. Ebenso steigt unter Umständen das Risiko für Durchfallerkrankungen und damit einhergehend auch der Bedarf an Toilettenpapier. Es ist unbegrenzt haltbar und daher trotz des großen Volumens besonders für die Vorratshaltung geeignet. Für jedes Familienmitglied sollten jeweils acht Rollen verfügbar sein.

Notfalltoilette

Steht kein Wasser zur Verfügung, gibt es im besten Fall eine chemische Campingtoilette als Alternative. Wenn alle Mittel ausgeschöpft sind, reicht auch ein Müllsack aus Plastik in der Toilette aus, um die Fäkalien aufzufangen und draußen zu entsorgen. Die Säcke sollten möglichst weit entfernt vom eigenen Grundstück und von bewohntem Gebiet vergraben werden, um die Seuchengefahr zu reduzieren. Die eigene Toilette wie auch alle Abflüsse sollten im Übrigen mit Gewebeband versiegelt werden, um üble Gerüche zu vermeiden.

Monatshygiene

Je nach Alter spielt die Monatshygiene für viele Frauen eine wichtige Rolle. Je nachdem, welche Produkte genutzt werden, sollten Tampons und Binden bevorratet werden. Insbesondere Tampons sind dafür bestens geeignet, da diese im originalverpackten Zustand nahezu unbegrenzt haltbar sind. Alternativ, oder ergänzend dazu, kommt vielleicht auch eine wiederverwendbare Menstruationstasse in Betracht. Diese kann mittels speziell dafür hergestellten

Einmaltüchern gereinigt und desinfiziert werden und hält etwa zehn Jahre. Je nachdem, welche Produkte eingesetzt werden, sollten diese pro Frau für zwei Monate verfügbar sein.

Checkliste Artikel für die Körperpflege

Artikel Körperpflege	**Eltern #1**	**Eltern #2**	**Kind #1**	**Kind #2**	**Erledigt**
	Mutter	*Vater*	*12 Jahre*	*8 Monate*	
Mindestausstattung:					
Handzahnbürste	1x	1x	1x		☐
Fingerzahnbürste				1x	☐
Zahnpastatube	1x	1x	1x	1x	☐
Feste Handseife	1x	1x	1x		☐
Einmalwaschlappen	150x	150x	150x	150x	☐
Toilettenpapier (Rollen)	8x	8x	8x		☐
Starke Müllsäcke (Rollen/Haushalt)	2x				☐
Monatshygiene für zwei Monate	1x				☐
Ergänzende Optimalausstattung:					
Weitere Handzahn-bürste	1x	1x	1x	1x	☐
Weitere Zahnpasta-tube	1x	1x	1x	1x	☐
Trockenshampoo (Haushalt)	1x				☐

Baby und Kleinstkind

Babys und kleine Kinder haben zum Teil andere Bedürfnisse als Erwachsene, was bei der Krisenvorsorge oftmals nicht ausreichend beachtet wird. Gerade wenn es um die Kleinsten geht, empfiehlt es sich, nicht an der Bevorratung zu sparen und in Teilen relativ große Bestände aufzubauen. Auch bei den folgenden Produkten kann es zu überraschenden Lieferschwierigkeiten kommen.

Windeln

Die meisten Familien mit Babys und kleinen Kindern greifen auf Wegwerfwindeln zurück. Im Schnitt werden etwa 5300 dieser Windeln verbraucht, bis das Kind trocken ist. Wer weniger Abfall möchte, greift auf Stoffwindeln zurück. Diese kommen für die Krisenvorsorge allerdings weniger in Betracht, da Reinigung und Wasserbedarf gegenüber der Wegwerfwindel nachteilig sind. Bei der Vorratshaltung von Windeln sollte auch die nächste Größe bedacht werden, da die Kleinen schnell wachsen. Es sollte mindestens ein Monat ohne Nachkaufen von Windeln überbrückbar sein, wofür in etwa 150 Stück benötigt werden. Wer die Möglichkeiten dazu hat, sollte einen längeren Überbrückungszeitraum in Betracht ziehen.

Wundschutzcreme

Die Haut von Babys ist wesentlich dünner als jene von Erwachsenen, und auch das körpereigene Abwehrsystem kommt noch nicht so gut mit Keimen und Bakterien zurecht.

Das Tragen einer Windel behindert darüber hinaus die Luftzirkulation, wodurch wunde Stellen entstehen können. Im schlimmsten Falle kommt es zu offenen und schmerzhaften Stellen auf der Haut.

Da fast alle kleinen Kinder zeitweise einen wunden Po haben, sollte auch eine Wundschutzcreme bevorratet werden. Hier bieten sich insbesondere Produkte mit dem natürlichen Wirkstoff Calendula an.

Feuchttücher

Gemäß einer Umfrage des Statistik- und Meinungsforschungsunternehmens Statista nutzen 96 Prozent aller Eltern Feuchttücher für die tägliche Hygiene ihrer Babys und Kleinkinder. Besonders ärgerlich ist es dann, wenn es zu Lieferengpässen kommt. Im März 2021 wurden in der Schweiz Feuchttücher knapp, da für die Produktion das gleiche Fasermaterial wie für die Herstellung von Hygienemasken benötigt wird. Die vorhandenen Rohstoffe flossen zunehmend in die Maskenproduktion, und eine unerwartete Knappheit von Feuchttüchern war die Folge. Da es alternative Reinigungsmöglichkeiten, wie beispielsweise Wattepads und Warmwasser gab, konnte leicht auf andere Produkte ausgewichen werden.

Wer aber gerne Feuchttücher benutzt, sollte davon einen Monatsvorrat im Haushalt haben. Sind die Kinder noch sehr klein und sollen über längere Zeiträume mit Feuchttüchern gereinigt werden, lohnt sich unter Umständen ein deutlich größerer Bestand. Um den eigenen Bedarf in etwa abschätzen zu können, kann eine Analyse des Vereins für Konsumenteninformation (VKI) herangezogen werden. Diese besagt, dass im Schnitt pro Kind und Jahr etwa 47 Kilo an Feuchttüchern verbraucht werden.

Schnuller

Babys und Kleinkinder fühlen sich schnell unwohl und merken, wenn die Eltern besonders gestresst sind. Gerade in einer Krisensituation kann das natürlich verstärkt der Fall sein. Dann ist es praktisch, wenn ein Schnuller zur Hand ist. Er beruhigt die Kinder, kann das Schreien reduzieren und Einschlafen fördern. Das wiederum sorgt auch für entspanntere Eltern, die von der Krise schon genug gestresst sind. Zwei Schnuller sollten für den Notfall beiseitegelegt werden.

Zahnpflege

Auch wenn Babys anfangs noch keine Zähne haben, ist die Mundraumpflege unerlässlich. So empfiehlt der Berufsverband der Kinder- und Jugendärzte (BVKJ), schon Babys den zahnlosen Kiefer mit dem Finger zu massieren. Das soll die Akzeptanz des Zähneputzens fördern, sobald die ersten Milchzähne durchgebrochen sind. Damit die Zahnpflege der Kleinsten jederzeit sichergestellt ist, sollte für Babys eine frische Fingerzahnbürste mit Babyzahnpasta im Notvorrat sein. Sobald die ersten Zähne da sind, werden diese durch zwei sehr weiche Kleinkindzahnbürsten und Milchzahn-Zahnpasta ersetzt.

Nagelschere

Zur Körperpflege der Kleinsten gehört auch das regelmäßige Schneiden von Fuß- und Fingernägeln. Hierfür gibt es besondere Babynagelscheren, die schmalere Schneideblätter und eine stumpfe Spitze haben. Mit anderen Nagelscheren würde Verletzungsgefahr bestehen. Insbesondere abgebrochene Nägel sollten schnell geschnitten werden, da ansonsten scharfe Kanten entstehen könnten. Eine Babynagelschere gehört in jeden Notvorrat mit Babys im Haushalt.

Checkliste Artikel Baby und Kleinstkind

Artikel Baby und Kleinstkind	Kind #2	Erledigt
	8 Monate	
Mindestausstattung:		
Einmalwindeln (Monatspack)	1x	☐
Wundschutzcreme (75 ml)	1x	☐
Feuchttücher (Monatspack)	1x	☐
Beruhigungssauger	2x	☐
Nagelschere	1x	☐
Ergänzende Optimalausstattung:		
Weitere Einmalwindeln (Monatspack)	2x	☐
Müllsäcke (Rollen)	2x	☐
Weitere Wundschutzcreme (75 ml)	1x	☐
Weitere Feuchttücher (Monatspack)	2x	☐
Ergänzende Extremausstattung:		
Weitere Einmalwindeln (Monatspack)	10x	☐
Weitere Feuchttücher (Monatspack)	10x	☐

Reinigung und Wäsche

Neben der Körperhygiene ist es natürlich auch wichtig, die eigene Kleidung einigermaßen sauber zu halten. Wer möchte schon nach einiger Zeit unangenehm riechen und sich deshalb in einer sowieso schon schwierigen Situation noch zusätzlich unwohl fühlen.

Ähnliches gilt für den eigenen Haushalt. Wenn im Krisenfall auch noch in der Wohnung alles schmutzig ist, ist das sicherlich ein Stimmungskiller. Aus diesen Gründen sollten ein paar grundlegende Dinge immer im Haushalt vorhanden sein. Zum einen, falls bestimmte Produkte unerwartet nicht lieferbar sein sollten. Zum anderen, falls man lieber zu Hause bleiben möchte, anstatt sich Panikkäufern anzuschließen.

Kaltaktives Handspülmittel

Nach der Nahrungszubereitung sollte natürlich von sauberen Tellern gegessen werden können. Hierzu muss ein Handspülmittel ständig Bestandteil des eigenen Krisenvorrats sein. Der routinierte Abwasch in normalen Zeiten könnte durch eine Unterbrechung der Wasser- oder Stromversorgung beeinträchtigt werden. Vermutlich genau aus diesem Grund kamen im Jahr 2022 aufgrund der Energiekrise erste Spülmittel auf den Markt, die kaltaktive Waschsubstanzen beziehungsweise Enzyme enthalten.

In der Regel sollte das Spülwasser auf etwa 45 Grad erhitzt werden, damit das Spülmittel seine optimale Reinigungswirkung entfalten kann. Kaltaktive Spülmittel kommen hingegen bereits mit einer Wassertemperatur von 25 Grad aus. Das bedeutet, dass der Abwasch mit richtig kaltem Wasser nicht wirkungsvoll funktioniert, aber weniger Energie in die Erhitzung des Wassers gesteckt werden muss. Das spart beispielsweise Gas zum Betrieb eines Campinggaskochers.

Spülmittel ist praktisch unbegrenzt haltbar und eignet sich gut für den Notvorrat. Zwei Flaschen kaltaktives Spülmittel sollten hier pro Familie beziehungsweise Vierpersonenhaushalt beiseitegelegt werden.

Durch den Einsatz von Einweggeschirr könnte der Abwasch komplett entfallen und der Wasservorrat unberührt bleiben.

Kaltaktives Waschmittel

Um Kleidung reinigen zu können, wird in erster Linie Waschmittel benötigt. Dabei spielt es keine Rolle, ob es in Pulver- oder flüssiger Form angeschafft wird. Beide Varianten halten praktisch unbegrenzt, sofern die korrekte Lagerung beachtet wird. Waschmittel sollte vor allem trocken und kühl gelagert werden. Steht beispielsweise Pulverwaschmittel bei hoher Luftfeuchtigkeit im Bad oder Keller, saugt es sich mit Wasser voll und verhärtet sich. Anschließend wird es schwieriger, die richtige Menge zu dosieren, und es kann zu einer Beeinträchtigung der Waschleistung kommen.

Bei Flüssigwaschmittel gibt es kein Problem mit eindringender Feuchtigkeit, da das Produkt in einer Plastikflasche geschützt ist. Allerdings verträgt es keine zu kalten Temperaturen oder gar Frost.

Steht für die Wäsche nur kaltes Wasser zur Verfügung oder ist der Strom für den Betrieb der Waschmaschine ausgefallen, lohnt es sich, auf ein kaltaktives Waschmittel zurückzugreifen. Bestimmte Enzyme sorgen dafür, dass eine hohe Reinigungsleistung ab etwa 20 Grad Wassertemperatur erzielt wird. Zwar darf das Wasser für die Wäsche nicht richtig kalt sein, aber das Erhitzen auf 20 Grad spart gegenüber der Verwendung von nicht kaltaktivem Waschmittel viel Energie.

Pro Person im Haushalt sollte Voll- und Feinwaschmittel für je 50 Wäschen zur Verfügung stehen.

Handwäsche im Krisenfall

Möglicherweise muss die Kleidung mit der Hand gewaschen werden. Das ist zwar anstrengend, aber nicht schwer umzusetzen. Hierzu wird ein Teil des Waschwassers mit einem Gaskocher erhitzt und in die Spüle oder einen Eimer gegeben. Anschließend kaltes Wasser hinzufügen, bis die Wassertemperatur ungefähr 20 Grad beträgt. Kaltaktives Waschmittel hinzugeben und die Wäsche ein paar Minuten einweichen.

Ein Waschbrett ist in einer solchen Situation ideal, da die Reinigungsleistung durch die geriffelte Oberfläche deutlich besser ist. Zum Schluss die Kleidung mit kaltem Wasser durchspülen, damit Waschmittelreste entfernt werden, und zum Trocknen aufhängen.

Müllbeutel mit Kabelbindern

In einer Krise könnte die regelmäßige Müllabfuhr ausfallen, was schnell überfüllte Mülltonnen zur Folge hätte. In einem solchen Fall muss auf Müllsäcke ausgewichen werden. Die sichere Entsorgung von Abfall ist überaus wichtig, damit keine Schädlinge wie beispielsweise Ratten oder Mäuse angelockt werden. Auch lässt sich durch die Verwendung von Müllbeuteln der üble Geruch reduzieren.

Wichtig bei der Auswahl der zu bevorratenden Beutel sind die Materialstärke und Größe. Am besten geeignet sind sogenannte Schwerlastbeutel, die es meist mit einem Fassungsvermögen zwischen 60 und 240 Litern zu kaufen gibt. Gute Müllbeutel sind zudem auslaufsicher. Der angefallene Abfall sollte möglichst an einen vom eigenen Haushalt entfernten Platz gebracht werden, damit das Risiko von Schädlingen und Geruchsbelästigung reduziert werden kann. Unter Umständen müssen hierzu längere Strecken zurückgelegt werden, auf denen ein dauerhaftes Auslaufen oder gar Reißen des Sacks unangenehm wäre. Ob ein Sack ausläuft oder nicht, muss zuvor getestet werden und lässt sich in der Regel nicht den Produkthinweisen entnehmen. Insbesondere Müllsäcke mit Windeln und anderem stark riechendem Inhalt sollten mit einem Kabelbinder verschlossen werden.

Müllsäcke eignen sich auch als improvisierte Notfalltoilette. Pro Person im Haushalt sollten zwei Rollen Schwerlastmüllsäcke und entsprechend viele Kabelbinder vorhanden sein.

Reinigungsmittel

Damit es auch während der Krise im Haushalt einigermaßen sauber aussieht, werden Reinigungsmittel benötigt. Dabei spielt es nur eine untergeordnete Rolle, welche Produkte genau verwendet werden. Alle auf dem Markt angebotenen Produkte sind praktisch ewig haltbar und eignen sich für die Vorratshaltung. Gesetzlich ist es nicht vorgeschrieben, ein Mindesthaltbarkeitsdatum für Reinigungsmittel anzugeben. Dennoch machen es manche Hersteller, was nicht zu Verunsicherung führen sollte.

Als Universalreiniger bietet sich beispielsweise Essigessenz an. Dem chemisch hergestellten Essigkonzentrat wird Wasser im Verhältnis von meist eins zu vier zugesetzt. Auf einen Teil Essig kommt also die vierfache Menge an Wasser. Da es sich um ein Konzentrat handelt, lässt es sich platzsparend bevorraten. Es gibt aber auch Essigreiniger, die bereits fertig mit Wasser gemischt sind.

Die persönlich präferierten Reinigungsmittel sollten für einen Zeitraum von mindestens zwei Wochen ausreichen.

Flächendesinfektionsmittel

Wer im Krisenfall sichergehen möchte, dass sich auf den Oberflächen im Haushalt keine Viren und Bakterien befinden, benötigt ein Flächendesinfektionsmittel. Im Gegensatz zu einem Handdesinfektionsmittel wurde es speziell für Oberflächen entwickelt und greift diese weniger an. Ebenso lassen sich damit medizinische Hilfsmittel wie Pinzetten aufbereiten.

Beim Desinfizieren einer Fläche ist darauf zu achten, dass das Mittel durch Wischen aufgetragen wird. Eine Sprühdesinfektion reicht meist nicht aus, da auf diese Art nicht alle Bereiche der Oberfläche erreicht werden.

Für kleinere Flächen und unterwegs bieten sich spezielle Flächendesinfizierungstücher an. Nach Ablauf des Haltbarkeitsdatums sollten alle Desinfektionsmittel ersetzt werden. Sie enthalten Biozide, welche nicht unbegrenzt haltbar beziehungsweise wirksam sind. Pro Familie sollte ein Liter Flächendesinfektionsmittel bevorratet werden.

Kontaktlinsen

Kontaktlinsenträger benötigen einen Vorrat an allem, was zur Pflege der Linsen benötigt wird. Dazu gehören zum Beispiel die Reinigungsflüssigkeit, Kontaktlinsenbehälter und gegebenenfalls Tabletten zur Neutralisation von Peroxid.

Da Kontaktlinsen schnell verloren gehen können, ist es Eratsam, passende Ersatzlinsen anzuschaffen. Neben den Ersatzlinsen sollte das genutzte Reinigungsmittel für mindestens einen Monat je Kontaktlinsenträger in der Familie ausreichen.

Ersatzbrille ist Pflicht

Auch Brillenträger sollten mindestens eine Ersatzbrille zur Hand haben. Dies kann die vorherige Brille in der Schublade sein oder aber ein sehr günstiges Modell als Lesebrille aus dem Drogeriemarkt. Leider werden Drogeriemodelle meist mit den selben Dioptrien auf beiden Gläsern verkauft.

Werden je Auge sehr unterschiedliche Stärken benötigt, können die Gläser innerhalb der Modellreihe mit etwas Geschick ausgetauscht werden.

In einer Ausnahmesituation richtig sehen zu können, ist von großer Bedeutung. Das sollte nicht unterschätzt werden.

Checkliste Reinigungsmittel

Artikel Reinigung	**Haushalt**	**Erledigt**
Mindestausstattung:		
Kaltaktives Handspülmittel	2x	☐
Kaltaktives Vollwaschmittel (Wäschen)	50x	☐
Kaltaktives Feinwaschmittel (Wäschen)	50x	☐
Essigessenz	2x	☐
Reinigungsmittel für Sehhilfen (Monate)	1x	☐
Ergänzende Optimalausstattung:		
Weitere Essigessenz	2x	☐
Flächendesinfektionsmittel (Liter)	1x	☐

2
Familienapotheke, medizinischer Bedarf und Brandschutz

Die Familienapotheke ist zweifelsohne eine der zentralen Säulen jeder Krisenvorsorge. Kaum ein Bereich der eigenen Vorbereitungen wird so regelmäßig und vorhersehbar in Anspruch genommen. Dies gilt insbesondere, wenn Kinder im eigenen Haushalt leben.

Gerade im Herbst und Winter kommt es zu Erkältungswellen, und die Kinder bringen vermehrt Infekte aus Kita und Schule mit nach Hause. Schnell tritt dann Fieber auf, und die Kleinen fühlen sich schlecht. Hier lässt sich mit einem Bestand an Erkältungsmitteln schnell und unkompliziert Abhilfe schaffen, auch wenn es am späten Abend oder in der Nacht sein sollte. Andernfalls muss erst einmal eine Notfallapotheke ausfindig gemacht werden. Praktisch ist der Vorrat aber auch bei ganz alltäglichen Beschwerden wie Kopfschmerzen, Sodbrennen, Allergien oder Verdauungsproblemen.

Wer auf verschreibungspflichtige, vielleicht sogar lebenswichtige Medikamente angewiesen ist, sollte schrittweise Bestände aufbauen. Hier würde sich ein Lieferengpass beziehungsweise das Fehlen der kurzfristigen Verfügbarkeit besonders negativ auswirken. Wie verschreibungspflichtige Medikamente in die Vorratsplanung einbezogen werden könnten, wird im Profi-Tipp am Kapitelende erläutert.

Aber es geht nicht nur um die eigene Versorgung mit Medikamenten, sondern auch darum, Nachbarn und dem Umfeld helfen zu können. Wer möchte schon gerne jemanden in Not ohne Hilfe wieder wegschicken.

Eingeschränkte Verfügbarkeit

Neben der Möglichkeit eines schnellen Zugriffs auf Medikamente spielt auch deren Verfügbarkeit eine große Rolle. Das Bundesinstitut für Arzneimittel und Medizinprodukte (BfArM) erfasst alle Lieferengpässe und veröffentlicht diese auf seiner Internetseite. Ende 2022 gab es bei etwa 400 Medikamenten eine eingeschränkte Verfügbarkeit.

In der Vergangenheit war die Liste eher kurz, und vor allem unbekannte Medikamente waren betroffen. Dies hat sich im Jahr 2022 geändert. Es sind auch gängige Fiebersäfte mit Paracetamol und Ibuprofen knapp geworden, ebenso das vielleicht gängigste Antibiotikum Amoxicillin. Besonders auffällig ist, dass auch wichtige Alltagsarzneimittel für Kinder schwer zu bekommen waren.

Gründe für Engpässe

Die Hintergründe für die Engpässe, auf die wir uns auch mit der Familienapotheke vorbereiten, sind vielfältig. Zum einen ist die Nachfrage nach Fiebersäften und Antibiotika für Kinder während der Infektionswelle 2022 sehr stark angestiegen. Laut BfArM war der Bedarf im Jahr 2022 gegenüber 2019 um 18 Prozent höher. Darauf war die Lieferkette nicht vorbereitet.

Darüber hinaus führen auch die gestiegenen Energiekosten in Europa zu einer Verknappung des Angebots. So gibt es beispielsweise nur noch eine einzige europäische Fabrik zur Produktion von Antibiotika. Sie liegt im österreichischen Kundl und war zwischenzeitlich von der Schließung bedroht. Allein der Stromaufwand dieser Fabrik soll mit dem Bedarf einer 300 000-Einwohner-Stadt vergleichbar sein. Bereits geringe Energiekostensteigerungen können verheerende wirtschaftliche Effekte nach sich ziehen.

Doch auch so banale Dinge wie Glasfläschchen und Ampullen können plötzlich derart im Einkaufspreis steigen, dass sich die Produktion der Medikamente nicht mehr lohnt. Darüber hinaus stammt ein Großteil der Medikamente und auch der Wirkstoffe (*Active Pharmaceutical Ingredients*) zur Produktion von Medikamenten aus China und Indien. Gibt es dort Störungen der Lieferketten oder politische Spannungen, hat das unter Umständen einen signifikanten Einfluss auf unsere Versorgungslage.

Medikamente richtig lagern

Der richtige Standort der Familienapotheke ist wichtig, damit die Medikamente möglichst lange haltbar bleiben. Viele Familien bewahren die Arzneimittel im Badezimmerschrank auf, was jedoch ein denkbar schlechter Platz ist, Denn beim Duschen entsteht eine sehr hohe Luftfeuchtigkeit im Raum. Zudem gibt es große Temperaturschwankungen, die sich nachteilig auswirken könnten.

Der beste Standort hat Temperaturen zwischen 15 und 25 Grad ohne direkte Sonneneinstrahlung auf den Medikamentenschrank, ist kühl und trocken und für Kinder unzugänglich. Dafür eignen sich häufig das Schlafzimmer, der Keller oder Abstellräume.

Aktuell und übersichtlich

Wichtig ist, dass sich die Hausapotheke immer auf dem aktuellen Stand befindet und nicht nur ein Sammelsurium von irgendwann einmal verwendeten Medikamenten beinhaltet. Daher sollten alle Artikel übersichtlich in einem großen Schrank aufbewahrt werden und so einsortiert sein, dass das Haltbarkeitsdatum auf den ersten Blick sichtbar ist.

Die Aufbewahrung sollte möglichst in der Originalverpackung mit Beipackzettel erfolgen. Abgelaufene Medikamente gehören rechtzeitig ausgetauscht, ebenso angebrochene Sprays, Fläschchen und Salben. In der Regel können die abgelaufenen Produkte in den Hausmüll gegeben werden, aber auch viele Apotheken und Recyclinghöfe stehen für die Annahme zur Verfügung. Auf keinen Fall jedoch sollten Medikamente in der Toilette entsorgt werden, da sonst Medikamentenrückstände über die Kanalisation in unsere Gewässer gelangen könnten.

Haltbarkeit von Antibiotika

Was die Haltbarkeit von Antibiotika betrifft, gibt es eine interessante Untersuchung der US Food and Drug Administration (FDA). Die USA haben als strategische Reserve das Antibiotikum Doxycyclin eingelagert, welches mittlerweile abgelaufen ist. Weil die Bestände nicht kostspielig ausgetauscht werden sollen, wurde untersucht, ob das Antibiotikum auch zwei Jahre nach Ablaufdatum (2018) noch wirksam und unbedenklich ist. Das wurde von der FDA mittlerweile bis 2022 bestätigt. Im Notfall könnte demnach Doxycyclin auch weit über das Haltbarkeitsdatum hinaus verwendet werden. Daher sollten schwer zu beschaffende oder teure Medikamente nicht unbedingt gleich nach Ablauf entsorgt, sondern getrennt von der Hausapotheke aufbewahrt werden.

Günstiger einkaufen

Eine gut ausgestattete Familienapotheke kann durchaus kostspielig werden. Insbesondere dann, wenn alle Medikamente in ausreichenden Mengen zur selben Zeit beschafft werden sollen. Aber es gibt auch Tricks, wie sich die Anschaffungskosten deutlich reduzieren lassen.

Wer keine Beratung für den Kauf benötigt, sollte in einer Onlineapotheke bestellen. Dabei ist nicht jede Onlineapotheke auch wirklich günstiger und ein Preisvergleich deshalb zu empfehlen. Bei bestimmten Anbietern lassen sich die Kosten jedoch um gut 30 Prozent und mehr gegenüber dem Verkaufspreis in der Apotheke reduzieren. Außerdem lohnt es sich, online nach sehr günstigen Herstellern von Generika Ausschau zu halten. Diese werden meiner Erfahrung nach nur auf Nachfrage von der Apotheke angeboten.

Beim Onlinekauf sollten zudem Standardgrößen bestellt werden und keine Packungen mit besonders großen oder kleinen Stückzahlen. Bei den Standardgrößen handelt es sich meist um Ware, die besonders häufig verkauft wird. Das reduziert das Risiko, dass schon fast abgelaufene Ware geliefert wird. Wird dennoch Arznei mit knappem Haltbarkeitsdatum zugestellt, ist ein Umtausch meist ausgeschlossen. In der Apotheke könnte das vor dem Kauf geprüft werden.

2.1 Das gehört in die Familienapotheke

Was genau in die Familienapotheke gehört, ist von den individuellen Umständen abhängig. Zum Beispiel, ob Kinder mit im Haushalt leben oder auch verschreibungspflichtige Medikamente regelmäßig eingenommen werden müssen. Ebenso ist die Anzahl der im Haushalt lebenden Personen wichtig, um den benötigten Bedarf zu ermitteln. Nachfolgend habe ich frei verkäufliche Arzneien aufgeführt, die meiner persönlichen Meinung nach in einen Familienhaushalt mit zwei Kindern gehören.

Ich möchte an dieser Stelle ausdrücklich darauf hinweisen, dass ich über keine medizinische Ausbildung verfüge und meine Empfehlungen ausschließlich auf eigenen Erfahrungen beruhen. Im Zweifel immer vor der Einnahme von Medikamenten den Arzt oder Apotheker fragen und die Angaben auf dem Beipackzettel beachten!

Ibuprofen

Ein Vorrat an Ibuprofen darf meines Erachtens in keinem Haushalt fehlen. Das Medikament lindert Schmerzen, senkt Fieber und hemmt Entzündungen. Als Tabletten ist es in verschiedenen Stärken zu erhalten, wobei jene bis 400 Milligramm frei verkäuflich sind. Kleinere Kinder können noch keine Tabletten einnehmen und benötigen daher Fiebersaft und/oder Zäpfchen. Beim Fiebersaft ist es sehr praktisch, wenn auch eine Applikationsspritze mit dabei ist. Für jeden Erwachsenen dürfte je eine Packung (50 Stück) mit Ibuprofen 400 ausreichen, für die Kinder sollten jeweils zwei Fiebersäfte und/oder zwei Packungen Zäpfchen vorrätig sein.

Paracetamol

Neben Ibuprofen kann auch ein Bestand an Paracetamol nützlich sein. Paracetamol ist für viele etwas bekömmlicher und mit weniger Nebenwirkungen verbunden. Jedoch wirkt es nicht entzündungshemmend, was einen Nachteil gegenüber dem vielseitigeren Ibuprofen darstellt.

Soll ein Schmerzmittel im Zusammenhang mit einer Blutung eingenommen werden, ist vermutlich Paracetamol die bessere Wahl. Anders als beispielsweise Ibuprofen hat es keine negativen Effekte auf die Blutgerinnung.

Erwachsene sollten jeweils eine Packung mit 20 Tabletten à 500 Milligramm vorrätig haben. Je Kind empfiehlt es sich, zwei Flaschen Fiebersaft mit Paracetamol anzuschaffen. So kann auf Paracetamol zurückgegriffen werden, falls der Ibuprofensaft einmal nicht gut vertragen wird oder der Vorrat nicht ausreichen sollte.

Diclofenac

Das Schmerzmittel Diclofenac eignet sich als Gel gut zur Behandlung von Rückenschmerzen und kleineren Blessuren. Eine große Tube mit 150 Gramm Inhalt sollte für die meisten Haushalte ausreichen. Diclofenac wirkt auch fiebersenkend und entzündungshemmend. Da andere Schmerzmittel wie Ibuprofen allgemein verträglicher wirken, muss meines Erachtens kein Bestand in Tablettenform aufgebaut werden.

Nasenspray

Nasensprays mit abschwellender Wirkung helfen, wenn die Nase verstopft ist, und sorgen dadurch auch für einen besseren Schlaf. Die verstopfte Nase verhindert eine gute Atmung und führt schnell zu Halsschmerzen, da vermehrt durch den Mund geatmet wird. Das Nasenspray hält die Nasennebenhöhlen frei und kann so eine Entzündung verhindern. Gerade wenn ein Familienmitglied erkältet ist, steckt es häufig alle anderen mit an. Von daher sollten vier bis sechs Fläschchen verfügbar sein.

Wenn das Spray über einen längeren Zeitraum eingenommen wird, sollte dies in Abstimmung mit einem Arzt erfolgen, da es zu einer Abhängigkeit führen kann. Für kleinere Kinder sollte daher auch ein möglichst niedrig dosiertes Nasenspray verwendet werden. Kinder zwischen zwei und sechs Jahren nutzen am besten Nasensprays mit 0,05 Prozent Xylometazolinhydrochlorid. Ab sechs Jahren kann die stärkere Variante mit 0,1 Prozent Xylometazolinhydrochlorid verwendet werden. Babys sollten nur Nasentropfen mit Kochsalzlösung ohne abschwellende Wirkstoffe erhalten.

Hustenmittel

Husten kann sehr lästig sein. Oftmals lösen Viren eine Infektion der Schleimhäute in den Bronchien aus. In der

Folge wird die Schleimproduktion angeregt, welche zum Husten führt. Am Anfang der Infektion kann der Schleim noch schlecht abgehustet werden. Hier kommt dann ein Hustenlöser zum Einsatz. Im weiteren Verlauf der Erkrankung kann dann ein Hustenstiller eingesetzt werden, der den Alltag wieder erträglich und ungestörten Schlaf möglich macht.

Beide Medikamente dürfen nie zusammen eingesetzt werden, da ansonsten der Schleim nicht richtig abgehustet werden kann. Insbesondere für Kinder sollten je eine Flasche Hustenstiller und Hustenlöser in den Vorrat aufgenommen werden.

Halsschmerzmittel

Halsschmerzen kommen insbesondere im Winter häufig vor. Darum sollten auch Lutschtabletten mit in die Familienapotheke aufgenommen werden. Mit den Präparaten, die die Wirkstoffe Tyrothricin, Cetrimoniumbromid und Lidocain kombinieren, habe ich gute Erfahrungen gemacht. Sie sind schmerzlindernd, antibakteriell und haben antiseptische Eigenschaften. In der Regel können Kinder ab fünf Jahren die Tabletten einnehmen. Für die Familie sollte eine Packung mit 50 Tabletten ausreichend sein. Alternativ kann auch auf andere Lutschtabletten mit dem Wirkstoff Flurbiprofen ausgewichen werden. Diese können von Kindern ab zwölf Jahren eingenommen werden und sind geschmacklich eine Alternative.

Abführmittel

Kinder haben gelegentlich mit schmerzhaften Verstopfungen zu kämpfen. Insbesondere dann, wenn die Ernährung über ein paar Tage zu schlecht gewesen ist. Hier ist es besonders ärgerlich, wenn im Fall der Fälle kein für Kinder geeignetes Abführmittel zur Hand ist. Es gibt Rektallösungen, die im Wesentlichen aus den Wirkstoffen Natriumcitrat und Dodecyl bestehen. Diese eignen sich in kleinen Miniklistieren besonders gut. Eine 12er-Packung sollte pro Familie ausreichend sein.

Behandlung von Insektenstichen

Gerade im Sommer kommt es schnell zu juckenden Insektenstichen. Hier verschafft eine hydrocortisonhaltige Creme Linderung. Sie wirkt bei leicht entzündeten Stichen und allergischen Reaktionen. Manche Hersteller fügen weitere Wirkstoffe hinzu, um einen kühlenden Effekt zu erzeugen. Eine kleine 30-Gramm-Tube sollte in jedem Haushalt verfügbar sein.

Antiallergika

Viele Erwachsene haben im Frühjahr/Sommer mit Heuschnupfen beziehungsweise einer Pollenallergie zu kämpfen, und auch Kinder können davon betroffen sein. Es kommt zu Fließschnupfen, Husten, Jucken der Augen und einem Gefühl von Abgeschlagenheit. Selbst wenn die Symptome oftmals eher schwach ausfallen, können sie zu bestimmten Zeiten das Leben deutlich erschweren. Auch können neue, bisher nicht vorhandene Allergien auftreten. Für diese Fälle kann das schnell wirkende Antiallergikum Cetirizin gute Dienste leisten. Es kann von Erwachsenen und Kindern ab sechs Jahren in Tablettenform genommen werden. Für kleinere Kinder kann auf einen Saft zurückgegriffen werden. Eine 50er-Packung Tabletten und bei Bedarf eine Flasche Saft reichen für die Familienapotheke aus.

Mittel gegen Übelkeit

Gegen Übelkeit und Erbrechen helfen Tabletten, die den Wirkstoff Dimenhydrinat enthalten. Wer akut unter Übelkeit leidet, möchte sicher nicht erst in die Apotheke gehen müssen, um Linderung zu erfahren. Dimenhydrinathaltige Produkte gibt es auch als Zäpfchen und Sirup speziell für Kinder. Für jedes Familienmitglied sollte eine Packung in Form von Tabletten, Sirup oder Zäpfchen vorrätig sein.

Läusemittel

Läuseshampoo gehört in jeden Haushalt mit Kindern. Kaum fängt die kalte Jahreszeit an, schon werden die kleinen Blutsauger aus Kita und Schule mit nach Hause gebracht. Häufig fällt der Befall erst am Abend oder am Wochenende auf. Natürlich möchten die Eltern sofort aktiv werden und das Übel bekämpfen. Neben jeweils einer Flasche Shampoo pro Kind sollte auch ein guter Läusekamm aus Metall zur Hand sein. Gegenüber der Version aus Kunststoff stehen bei der Version aus Metall die Zinken dichter und können so auch kleinere Läuse und die Eier herauskämmen. Allerdings kann selbst der beste Läusekamm nicht alle Nissen entfernen. Ohne wiederholte und aufwendige Prüfung der Haare mit händischem Entfernen der Nissen wird der Befall nicht gestoppt werden können.

Durchfallmedikamente

Gegen schweren Durchfall helfen Medikamente mit dem Wirkstoff Loperamid. Durchfall entsteht beispielsweise durch verdorbene Nahrung, Lebensmittelunverträglichkeiten, Infekte und schlechtes Trinkwasser. Wird der Durchfall nicht gestoppt, gehen dem Körper viel Flüssigkeit und Elektrolyte verloren. Insbesondere Senioren und Kinder trocknen besonders schnell aus.

Oftmals wird bei einem Infekt die ganze Familie angesteckt. Daher sollte jedes Familienmitglied eine Packung mit je zehn Tabletten zur Verfügung haben. Der Einsatz wird in der Regel ab einem Alter von zwölf Jahren empfohlen. Jüngere Kinder könnten alternativ auf Kohle-Tabletten zurückgreifen.

Elektrolyte helfen, die gleichmäßige Wasserverteilung im Körper sicherzustellen. Sie sind insbesondere dann notwendig, wenn zuvor viel Körperflüssigkeit verloren wurde, zum Beispiel bei Durchfall, Blutverlust und durch Übergeben. Kommt es hier zu einem Ungleichgewicht, können schwerwiegende Erkrankungen die Folge sein.

Sicherheitshalber sollte für solche Fälle eine größere Packung mit Elektrolytpulver zum Auflösen zur Verfügung stehen.

Hausapotheke im Überblick

Die folgende Checkliste zeigt beispielhaft auf, welche Medikamente und Mengen in einem Familienhaushalt mit zwei Kindern vorhanden sein sollten.

Checkliste Hausapotheke

Medikamente für Familienhaushalt mit zwei Kindern	Menge	Erledigt
Mindestausstattung:		
Ibuprofen 400 (Tabletten)	100 St.	☐
Paracetamol 500 (Tabletten)	40 St.	☐
Diclofenac-Salbe (150 g)	1x	☐
Nasenspray 0,1 %	4x	☐
Hustenlöser	2x	☐
Hustenstiller	2x	☐
Halstabletten	50x	☐
Hydrocortison Gel (30 g)	1x	☐
Cetirizin-Tabletten	50 St.	☐
Dimenhydrinat-Tabletten	20 St.	☐
Läuseshampoo	2x	☐
Loperamid-Tabletten	20 St.	☐
Elektrolytlösung (Tütchen)	20x	☐
Ergänzende Optimalausstattung:		
Weitere Ibuprofen-400-Tabletten	50 St.	☐
Weitere Dimenhydrinat-Tabletten	20 St.	☐
Weitere Loperamid-Tabletten	20 St.	☐
Weitere Elektrolytlösung (Tütchen)	20x	☐

Medikamente für Familienhaushalt mit zwei Kindern	**Menge**	**Erledigt**
Medikamente für kleine Kinder:		
Ibuprofen Schmerzmittelsaft	4x	☐
Ibuprofen Fieberzäpfchen	40x	☐
Paracetamol Schmerzmittelsaft	4x	☐
Nasenspray 0,05 %	4x	☐
Hustensaft (250 ml)	2x	☐
Hustenstiller	2x	☐
Halstabletten	50x	☐
Abführmittel als Rektallösung	12x	☐
Cetirizin-Saft	1x	☐
Dimenhydrinat-Sirup	2x	☐
Dimenhydrinat-Zäpfchen	20x	☐
Läuseshampoo	2x	☐
Kohletabletten	30x	☐

Die Aufzählung erhebt natürlich keinen Anspruch auf Vollständigkeit. Eine gute Herangehensweise zum Aufbau der Familienapotheke ist zudem die Überlegung, welche Arzneien in den letzten drei Jahren von der Familie benötigt wurden. Die Wahrscheinlichkeit, dass diese erneut gebraucht werden, ist relativ hoch.

Menschen sind unterschiedlich und benötigen womöglich aufgrund von Unverträglichkeiten, Wechselwirkungen und Symptomen andere Medikamente. Daher ist es wichtig, dass der Beipackzettel genau gelesen wird und im Zweifel ein Arzt oder Apotheker befragt wird.

Profi-Tipp: Erweiterte Familienapotheke

Beim Aufbau der Familienapotheke stellen sich viele die Frage, wie mit verschreibungspflichtigen Medikamenten umgegangen werden soll. Während rezeptfreie Arzneien problemlos bei der Apotheke gekauft oder im Internethandel bestellt werden können, unterliegt die Anwendung verschreibungspflichtiger Medikamente der ärztlichen Überwachung. Ziel der Verschreibungspflicht ist es, dass Medikamente bestimmungsgemäß verwendet werden und durch die Anwendung keine gesundheitlichen Gefahren entstehen. Ebenso soll der Missbrauch von zum Beispiel Schmerzmitteln verhindert werden. Ohne Aufsuchen eines Arztes ist der Bezug verschreibungspflichtiger Medikamente nicht erlaubt!

Der Arzt kann auf unterschiedlichen Wegen konsultiert werden. Zum einen klassisch in der örtlichen Praxis, zum anderen auch online. Beim Besuch in der Praxis empfiehlt es sich, offen mit dem Anliegen umzugehen und den Arzt ins Vertrauen zu ziehen. Insbesondere aufgrund möglicher Lieferengpässe können selbst in der Regel massenhaft verfügbare Medikamente plötzlich nicht mehr lieferbar sein. Meist ist es jedoch kein Problem, eine Mehrfachpackung statt einer Einzelpackung verschrieben zu bekommen. Auch könnte das Folgerezept etwas früher als nötig angefragt und eingelöst werden. Auf diese Weise kann über die Zeit ein kleiner Bestand aufgebaut werden.

Noch weitgehend unbekannt ist die Möglichkeit, einen Arzt online zu kontaktieren. Es gibt inzwischen diverse Anbieter, bei denen ein Fragebogen zum gewünschten Medikament ausgefüllt werden muss. Ein persönliches Onlinegespräch ist keine Voraussetzung, wird allerdings oft optional angeboten. Anschließend wird geprüft, ob die gemachten Angaben zum ausgesuchten Medikament passen. Ist das der Fall, wird ein elektronisches Rezept an eine Partnerapotheke übermittelt. Diese übernimmt dann den Versand. Der Bezug ohne Involvierung der Krankenkasse ist bei den meisten Onlineärzten die Regel.

Das Aufsuchen eines Onlinearztes bietet auch Vorteile gegenüber dem Arztbesuch vor Ort. Zum einen gibt es kein Ansteckungsrisiko im Wartezimmer, zum anderen entfallen die oft langen Wartezeiten vor Ort, wenn es einem selbst nicht gut geht und man viel lieber im Bett bleiben möchte. Auch können mögliche Lieferengpässe umgangen werden, da die Onlineärzte oft mit mehreren Apotheken in der Europäischen Union zusammenarbeiten.

Ist die Familienapotheke mit der Zeit gut ausgestattet, stellt sich vielleicht die Frage, ob auch Antibiotika mit in den Bestand aufgenommen werden sollten. Bestimmte bakterielle Infektionen lassen sich meist nur mit Antibiotika behandeln. Daher sollte der Aufbau eines Antibiotikabestands individuell gut überlegt sein.

Eigentlich sind Antibiotika immer in ausreichenden Mengen und Varianten verfügbar. Der Besuch beim Arzt stellt zunächst sicher, ob überhaupt ein bakterieller Infekt vorliegt und welches Antibiotikum in diesem Fall das richtige ist.

Es gibt sehr viele verschiedene Antibiotika, die alle ihre besonderen Eigenschaften hinsichtlich des Anwendungsgebiets, Wechsel- und Nebenwirkungen sowie Unverträglichkeiten haben. Sie helfen allerdings nicht bei viralen Infekten, was für den Laien aber kaum zu unterscheiden ist. Sofern die Notwendigkeit besteht, verschreibt der behandelnde Arzt das richtige Antibiotikum. Dieses kann dann im Idealfall sofort in der Apotheke abgeholt werden.

Auf der anderen Seite gab es im Jahr 2022 eine zunehmende Störung der Lieferketten in der Arzneimittelversorgung. Neben einer Vielzahl von Medikamenten war insbesondere das wichtige Breitbandantibiotikum Amoxicillin kaum zu erhalten. Die eingeschränkte Versorgungslage bestand in weiten Teilen Europas, wobei vor allem Darreichungsformen für Kinder ausverkauft waren. Zum Teil musste auf andere Antibiotika ausgewichen werden, die noch verfügbar waren.

Darüber hinaus hängt die Versorgung mit Antibiotika stark von Indien und China ab, was von einigen Fachleuten kritisch gesehen wird. Persönlich besteht das Risiko, das falsche Antibiotikum anzuwenden und dadurch gesundheitliche Beeinträchtigungen zu erzeugen. Ein Laie kann die Einschätzung eines Arztes nicht ersetzen.

2.2 Erste Hilfe

Wenn in diesem Kapitel von »Erste Hilfe« gesprochen wird, ist das auch wörtlich so gemeint. Nicht mehr, aber auch nicht weniger. Es versteht sich von selbst, dass je nach Sachlage ein Arzt oder Notarzt bei schweren Verletzungen oder Erkrankungen gerufen wird.

Von »Erste Hilfe« haben die allermeisten von uns zwar schon gehört, viele wissen aber nicht genau, was eigentlich damit gemeint ist. Kommt es zu einem Notfall, soll der Ersthelfer die Zeit bis zum Eintreffen eines Rettungswagens oder Arztes mit lebenserhaltenden Maßnahmen überbrücken. Gerade die unmittelbare Zeit zum Beispiel nach einem Unfall entscheidet über Leben oder Tod. Je besser der Ersthelfer in der Situation geschult und ausgestattet ist, desto besser die Überlebens- und Heilungschancen für den Kranken bzw. Verletzten.

Die meisten Unfälle geschehen im Haushalt

Ein großer Lebensversicherer weist darauf hin, dass die meisten Unfälle im eigenen Haushalt passieren und nicht etwa im Straßenverkehr. Generell wird die Gefahr unterschätzt, die beispielsweise hohe Leitern, das Hantieren mit scharfen und spitzen Gegenständen wie Küchenmesser und Sägen oder auch Gartenarbeit bergen können. Aber auch Unfälle in der Küche mit heißem Fett oder kochendem Wasser sind an der Tagesordnung.

Kinder sind besonders unfallgefährdet

Besonders gefährdet sind Kleinkinder und Babys. Schnell ist die heiße Herdplatte angefasst, oder es wird am Kabel vom Wasserkocher mit heißem Wasser gezogen. Weitere häufige Unfallursachen bei Kindern sind der Sturz aus dem Kinderstuhl, umkippende Schränke, das Fallen vom Wickeltisch, Ausrutschen in der Badewanne und Verschlucken von Reinigungsmitteln und Kleinteilen. Wahrscheinlich hat jeder, der regelmäßig Umgang mit Kindern hat, schon mindestens einen dieser Unfälle selbst erlebt und erinnert sich gut daran, wie schnell Panik entsteht.

Wo die meisten Kinder- und Jugendunfälle geschehen

Unfallort	Anteil
Privates Umfeld/zu Hause	43,8 %
Schule/andere Betreuungseinrichtungen	24,2 %
Spielplatz/Sporteinrichtungen	17,4 %
Sonstige	14,6 %

Quelle: KiGGS Studie zur Gesundheit von Kindern und Jugendlichen in Deutschland (2014)

Die Anzahl an Kinderunfällen in den eigenen vier Wänden ist vermutlich auch deshalb so hoch, weil Kinder sich zu einem Großteil der Zeit zu Hause aufhalten. Zudem kennen sie sich naturgemäß gut in der Wohnung aus und werden dadurch leichtfertig und unterschätzen die Risiken des Alltags. Für uns ist diese Erkenntnis wichtig, da sich hier eine gute Vorbereitung besonders bewährt. Sie hilft uns im Falle einer Verletzung, gelassener zu bleiben, und stellt sicher, dass die wichtigste Erste-Hilfe-Ausstattung im Haushalt verfügbar ist.

Verbandskasten

Als Startpunkt bietet sich die Anschaffung eines Verbandskastens mit Wandhalterung an. Er lässt sich sichtbar im Haus montieren. Die Füllung des Verbandskastens kann nach unterschiedlichsten DIN-Normen zusammengestellt sein, welche sich in der Materialauswahl und Menge unterscheiden. Zumindest sollte der Inhalt eines Auto-Verbandskastens nach DIN-Norm 13164 zur Verfügung stehen und bestenfalls deutlich erweitert werden.

Je größer die Familie, desto mehr sollte selbstverständlich auch an Erste-Hilfe-Material verfügbar sein. Hier gibt es bei der Bevorratung keine offiziellen Richtlinien, und vieles hängt vom eigenen Risikobewusstsein und finanziellen Möglichkeiten ab. Welche Materialien und Stückzahlen meiner Meinung nach für eine vierköpfige Familie angeschafft werden sollten, führe ich nachfolgend auf.

Pflaster

Pflaster, oder auch Wundschnellverband genannt, sind die wohl am häufigsten verwendeten Erste-Hilfe-Materialien. Schnell hat man sich in den Finger geschnitten, eine kleine Schürfwunde zugezogen oder bei der Gartenarbeit leicht verletzt. Vor allem Kinder haben einen hohen Pflasterbedarf, wenn manchmal auch nur zum Trösten kleiner Wehwehchen.

Praktisch ist die Montage eines Pflasterspenders gleich neben dem Verbandskasten. Sobald die Kinder groß genug sind, kann dieser auch so angebracht werden, dass sie sich selbstständig daran bedienen können. Der Pflasterspender sollte Pflaster in unterschiedlichen Größen plus spezielle Fingerpflaster enthalten. In Reserve sollte die Bestückung des kompletten Pflasterspenders vorhanden sein.

Manchmal ist es aber auch praktisch, sich selbst ein Pflaster zuschneiden zu können. Für diese Fälle sollte man sich die entsprechenden Wundschnellverbände zulegen.

Kompressen

Kompressen sind steril, werden direkt auf die Wunde aufgelegt und stillen die Blutung. Je nach Art der Verletzung müssen diese häufiger getauscht werden und in unterschiedlichen Größen vorhanden sein. Das gängigste Format ist 10x10 Zentimeter, wobei größere Wunden mit Kompressen im Format 10x20 Zentimeter behandelt werden können.

Beim Kauf sollte darauf geachtet werden, dass jede Kompresse einzeln verpackt ist. Ansonsten muss davon ausgegangen werden, dass diese nicht steril und somit für die Wundversorgung ungeeignet ist.

Aluminiumbedampfte Varianten haben den Vorteil, dass diese nicht so sehr mit der Wunde verkleben. Kompressen kann man nicht genug im Haushalt haben. Vor allem dann, wenn die Blutungen stärker sein sollten und nicht sofort von einem Arzt behandelt werden können.

Es gibt Hersteller, die Kompressen und sterile Verbände mit einer Haltbarkeit von 20 Jahren anbieten. Diese eignen sich besonders gut für unsere Zwecke. Pro im Haushalt lebende Person sollten mindestens zehn Kompressen in 10x10 Zentimeter und zehn Kompressen in 10x20 Zentimeter vorrätig sein.

Verbandpäckchen

Kompressen werden meist bei größeren Wunden angewendet, wohingegen kleinere Blutungen eher mit Verbandpäckchen versorgt werden. Diese können direkt auf der Wunde angebracht werden, da sie eine fest verbundene Wundauflage im Mullverband beinhalten. Wie bei den Kompressen gibt es auch hier aluminiumbedampfte Varianten, die das Verkleben mit der Wunde reduzieren können. Verbandpäckchen gibt es im Wesentlichen in den Größen klein, mittel und groß. Wer von jeder Variante zehn Stück zur Verfügung hat, sollte meiner Einschätzung nach gut ausgestattet sein.

Mullbinden

Kompressen und Schienen werden mittels Mullbinden fixiert und haben im Handel unterschiedliche Bezeichnungen. So wird die Mullbinde auch Fixierbinde oder Gaze genannt. Im Gegensatz zur Kompresse sind Mullbinden nicht steril und sollten nicht in Kontakt mit der Wunde kommen. Darum muss unter der Mullbinde immer eine sterile Kompresse liegen. Mullbinden gibt es in unterschiedlichen Materialien und Elastizitäten. Bei beweglichen Körperstellen werden möglichst dehnbare Mullbinden angelegt. Bei unbeweglicheren Bereichen wie zum Beispiel dem Rumpf kommen eher weniger elastische Binden zum Einsatz. Für jede bevorratete Kompresse sollte auch eine Mullbinde vorhanden sein.

Heftpflaster

Damit sich die Fixierung der Mullbinde oder des Verbandpäckchens nicht wieder löst, wird das Ende der Binde mit einem Heftpflaster festgeklebt.

Das Heftpflaster ist auf einer Rolle mit Spulenring aufgebracht, was eine Verschmutzung an den Seiten verhindern soll. Es lässt sich ganz leicht ohne Hilfsmittel wie Verbandschere abreißen und ist in verschiedenen Farben erhältlich. Weißes Heftpflaster eignet sich am besten beim Festkleben von Verbänden, hautfarbenes Pflaster zum Aufbringen auf der Haut, damit es weniger auffällig ist. Darüber hinaus gibt es Heftpflaster, die besonders hautschonend oder latexfrei sind.

Unabhängig davon, welche Variante angeschafft wird, sollten je zehn Kompressen/Verbandpäckchen und eine Rolle Heftpflaster im Haushalt verfügbar sein.

Verbandtücher

Verbandtücher werden nicht fixiert und auch nicht unter Druck eingesetzt. Das Tuch wird über große Wunden wie zum Beispiel Brandverletzungen oder Brüche gelegt, damit die Verletzung möglichst keimfrei bleibt. Auch hier gibt es aluminiumbedampfte Varianten, die das Verkleben mit der Wunde reduzieren können.

Mit fünf Verbandtüchern in unterschiedlichen Größen ist man auf der sicheren Seite.

Dreieckstücher

Etwas aus der Mode gekommen sind Dreieckstücher. Diese werden meist dann eingesetzt, wenn passenderes Verbandsmaterial nicht zur Verfügung steht, was häufig im nicht-medizinischen Bereich der Fall ist.

Mit dem Dreieckstuch lässt sich beispielsweise ein Armtragetuch falten oder eine Kompresse fixieren. Insbesondere an Stellen, die nur schwer zu verbinden sind, wie zum Beispiel am Kopf, kann es gut verwendet werden. Dabei ist darauf zu achten, dass das Dreieckstuch keinen Kontakt mit der Wunde bekommt, da das Material nicht steril ist.

Das Falten des Tuchs erfordert im Vorfeld ein wenig Übung, was vermutlich ebenso zu einer immer selteneren Anwendung führt. Tücher aus Baumwolle haben in der Regel eine bessere Qualität als jene aus dem Kfz-Verbandskasten. Zwei Dreieckstücher sollten beim Aufbau des Erste-Hilfe-Materials mit angeschafft werden.

Verbandschere

Mit einer Verbandschere können Pflaster zugeschnitten und Verbände durchtrennt werden. Besonders nützlich sind sie beim Aufschneiden von Kleidungsstücken, wenn die Wunde verdeckt ist und der Verletzte sich nicht mehr selbst ausziehen kann. Eine Verbandschere ist an den Scherenblättern abgewinkelt und an der Spitze stumpf. So lässt sich verletzungsfrei bei körpernahen Schnitten arbeiten.

Im professionellen Umfeld kommt oft die sogenannte Lister-Schere zum Einsatz. Sie besteht komplett aus Edelstahl und ist somit desinfizier- und sterilisierbar. Günstigere Scheren werden meist aus Edelstahlblech gefertigt, und die Klingen haben eingearbeitete Vertiefungen. Diese bringen die gewünschte Stabilität, allerdings können dadurch die Scherenblätter beim Schneiden von Kleidung auseinandergehen. Zudem gilt, je länger die Schere ist, desto schneller kann das Material aufgetrennt werden. Egal welche Verbandschere zum Einsatz kommt, es dürfen damit nur textile Stoffe geschnitten werden. Ansonsten werden die Klingen schnell stumpf und unbrauchbar.

Jeder Haushalt sollte über mindestens eine gute Verbandschere verfügen.

Rettungsdecken

Rettungsdecken sind wahre Allrounder und vielseitig einsetzbar. Genau genommen handelt es sich nicht um eine Decke, sondern eher um eine Rettungsfolie. Sie besteht meist aus einer silbernen und einer goldenen Seite. Wird die Folie mit der silbernen Seite nach innen gelegt, kann der Verletzte vor Unterkühlung geschützt werden. Hierbei muss der Körper, bis auf das Gesicht, komplett eingewickelt werden. Es sollte möglichst keine Luft unter die Folie kommen.

Leider haben Rettungsdecken keine isolierende Wirkung, und der Verletzte muss auf eine Unterlage – wie beispielsweise Kleidung oder Kartonage – gelegt werden. Ideal wäre eine Isomatte, doch diese dürfte im Notfall kaum jemand zur Hand haben.

Liegt die goldene Seite innen, kann der Verletzte gegen Hitze beziehungsweise Sonneneinstrahlung geschützt werden. Hierzu wird die Folie lediglich locker auf den Körper gelegt.

Rettungsdecken können auch als Nässe- und Windschutz ergänzend zur Kleidung getragen werden. Qualitativ hochwertige Rettungsdecken haben eine höhere Materialstärke und sind möglichst groß. Pro Person sollte eine Rettungsdecke im Haushalt vorhanden sein.

Einmalhandschuhe

Sehr wichtig sind medizinische Einmalhandschuhe. Sie verhindern das Übertragen von Erregern wie zum Beispiel Hepatitis zwischen dem Ersthelfer und Verletzten. Daher sollten die Handschuhe immer vor dem ersten körperlichen Kontakt angezogen werden. Einfache Handschuhe, wie sie zum Beispiel oft in Verbandskästen zu finden sind, sind nicht steril und haben eine Universalgröße. Wer keine besonders großen oder kleinen Hände hat, kommt damit gut zurecht. Ansonsten sollte nach Handschuhen in der eigenen Handgröße Ausschau gehalten werden.

Bei Bedarf kann auf OP-Handschuhe zurückgegriffen werden, die in passgenauen Handgrößen verfügbar und sogar steril sind. Wer auf Latex allergisch reagiert, kann auf Produkte aus Vinyl ausweichen. Je potenziellem Ersthelfer in der Familie sollten mindestens zwei Paar Einmalhandschuhe zur Verfügung stehen.

Wunddesinfektionsmittel

Wenn es zu Verletzungen der Haut kommt, wird ein Wunddesinfektionsmittel zur Vermeidung von Infektionen aufgetragen. Dies ist zum Beispiel bei Brand-, Schnitt- und Schürfwunden der Fall.

Versorgung von Verletzungen

Ist es zur Verletzung gekommen, sollte die Wunde etwas bluten, damit Fremdkörper herausgespült werden können. Anschließend gilt es, die eigenen Hände mit einem Handdesinfektionsmittel zu desinfizieren und medizinische Einmalhandschuhe anzuziehen. So wird eine sterile Behandlung ermöglicht, und gegenseitige Infektionen können verhindert werden. Bei der Eigenbehandlung kann auf die Handschuhe verzichtet werden.

Jetzt wird die Wunde mit fließendem, lauwarmem Leitungswasser ausgespült. Der Wasserdruck sollte sehr gering sein, um die Verletzung nicht zu verschlimmern. Sind danach noch Fremdkörper in der Wunde zu erkennen, werden diese mit einer Pinzette entfernt. Idealerweise sind für solch einen Fall sterile Einmalpinzetten zur Hand. Die Wunde wird nun mit einem Wunddesinfektionsspray eingesprüht, um unerwünschte Bakterien und Viren abzutöten. Die Einwirkzeit des Sprays beträgt meist 60 Sekunden.

> Damit die frisch gereinigte Wunde vor weiteren Verunreinigungen geschützt ist, wird eine sterile Kompresse aufgelegt und mit einem Mullverband fixiert. Bei kleineren Wunden reicht ein Pflaster aus. Pro Haushalt sollte ein Fläschchen Wunddesinfektionsspray (50 Milliliter), Handdesinfektionsmittel (500 Milliliter) und eine Packung sterile Einmalpinzetten verfügbar sein.

Handdesinfektionsmittel

Bei der Auswahl und Anwendung von Handdesinfektionsmitteln sind einige Dinge zu beachten. Im Wesentlichen wird zwischen Produkten der folgenden Kategorien unterschieden: begrenzt viruzid, begrenzt viruzid Plus, viruzid und sporizid.

Mit einem begrenzt viruziden Desinfektionsmittel lassen sich alle Viren inaktivieren, die mit einer Fetthülle ausgestattet sind. Die enthaltenen Alkohole haben ein vergleichsweise leichtes Spiel, die Hülle und damit das Virus unschädlich zu machen. Dazu gehören Viren wie HIV, Influenza, Corona, West-Nil und Ebola.

Begrenzt viruzid Plus Desinfektionsmittel inaktivieren alle behüllten Viren und zusätzlich einige »schwächere« unbehüllte Viren wie Rota- und Noroviren.

Viruzide Desinfektionsmittel machen im Wesentlichen alle behüllten und unbehüllten Viren unschädlich, wie beispielsweise Hepatitis- und Rhinoviren. Gegen Viren im Allgemeinen wirkt das viruzide Desinfektionsmittel am besten, wobei es nicht standardmäßig eingesetzt werden sollte, um mögliche Resistenzen zu verhindern.

Für die meisten Anwendungsbereiche reicht das begrenzt viruzide Desinfektionsmittel völlig aus. Neben Mitteln gegen Viren gibt es auch solche, die gegen Sporen von Pilzen und Bakterien wirken. Diese Produkte werden als sporizid gekennzeichnet. Einige Bakterien sind in der Lage, in eine nicht-vegetative Überdauerungsform zu gehen, wenn zum Beispiel keine Nährstoffe mehr verfügbar und die Lebensbedingungen insgesamt unzureichend sind. Dafür werden von manchen Bakterien sogenannte »schlafende« Endsporen gebildet, die sich zum Teil noch nach Jahrhunderten wieder als Bakterium aktivieren können. Solche uralten Bakterien stellen womöglich eine künftige Gefahr dar.

Sporenbildende Bakterien verbreiten sich gerne auf Fußböden und werden oftmals auf natürlichen Untergründen wie Holz eingeschleppt.

Es ist wichtig, dass beim Desinfizieren der Hände wirklich alle Bereiche abgedeckt sind. Oftmals werden die Fingernägel, Fingerzwischenräume und Handgelenke vergessen und Einwirkzeiten nicht beachtet. Begrenzt viruzide Desinfektionsmittel benötigen meist 30 Sekunden Einwirkzeit, um effektiv wirken zu können. Ein viruzides Desinfektionsmittel braucht sogar um die 90 Sekunden Einwirkzeit. Hier gilt es, die Hinweise auf der Verpackung zu beachten.

Wichtig ist auch, dass die Hände im trockenen Zustand mit dem Desinfektionsmittel benetzt und gegeneinandergerieben werden. Ein einfaches Einwirken ohne Reibung reicht nicht aus. Doch selbst nach einer gründlichen Desinfektion sind die Hände nicht steril und somit komplett keimfrei. Beim Behandeln einer Wunde müssen zusätzlich möglichst sterile Einmalhandschuhe verwendet werden.

Pro Haushalt sollten ein begrenzt viruzides und ein viruzides Handdesinfektionsmittel (jeweils 500 Milliliter) vorhanden sein.

Fieberthermometer

Wichtige Begleiter bei der medizinischen Krisenvorsorge sind Fieberthermometer. Eltern von kleineren Kindern haben diese wahrscheinlich häufig in Gebrauch. Dabei ist Fieber an sich etwas Gutes, da es Teil einer natürlichen Abwehrreaktion bei Infekten ist.

Bei Kindern und Senioren sollte ab einer Temperatur von 38 Grad ein Arzt aufgesucht werden. Dies gilt insbesondere dann, wenn weitere Symptome wie beispielsweise Bauchschmerzen und Durchfall hinzukommen.

Kinder und Senioren dehydrieren gegenüber gesunden Erwachsenen schneller. Größere Kinder und Erwachsene sollten spätestens nach zwei Tagen über 39 Grad Fieber zum Arzt gehen. Ab 40 Grad Fieber handelt es sich um einen Notfall, für den sofort der Arzt oder Notarzt über 112 kontaktiert werden sollte.

Das Fieber lässt sich am besten mit einem digitalen Fieberthermometer messen. Es ist bruchsicher, und die exakte Temperatur lässt sich ohne Weiteres genau vom LCD-Display ablesen. Ein akustisches Signal zeigt an, wann der Messvorgang beendet ist. Problematisch könnte die Spitze am Thermometer sein, wenn diese aus Nickel besteht. Wer unter einer Nickelallergie leidet, sollte besser auf ein Glasthermometer ausweichen. Dieses funktioniert sogar ohne Batterie, wobei jedoch der Messvorgang länger dauert. Früher gab es noch giftige Glasthermometer mit Quecksilber, die jedoch schon lange in der Europäischen Union verboten sind.

Oftmals mögen gerade kleinere Kinder keine rektalen oder oralen Temperaturmessungen. Hier kann die Anschaffung eines Ohrthermometers sinnvoll sein, welches in der Regel ab einem Alter von sechs Monaten angewendet werden darf. Bei richtiger Anwendung gemäß Herstellerhinweisen ist das Messergebnis sehr genau und innerhalb von Sekunden digital ablesbar.

Besonders praktisch ist das unkomplizierte Fiebermessen während des Schlafs. Nachteilig ist, dass nach jedem Messvorgang die Schutzkappe getauscht werden sollte. Daher gilt es, viele Ersatzschutzkappen vorrätig zu haben. Gegenüber dem digitalen Fieberthermometer sind Ohrthermometer deutlich teurer in der Anschaffung und im Unterhalt.

Jeder Haushalt sollte mindestens ein digitales Fieberthermometer zur Verfügung haben. Für Babys und kleine Kinder lohnt sich die Anschaffung eines Ohrthermometers mit einem entsprechenden Vorrat an Ersatzschutzkappen.

Zahnrettungsbox

Gerade Kinder haben häufig Unfälle und verletzen sich bei Sport und Spiel. Dabei erleidet statistisch gesehen ungefähr jedes vierte Kind einen Zahnunfall! Die gute Nachricht ist, dass sich Zähne oftmals noch retten lassen. Ist ein Zahn ausgeschlagen oder abgebrochen, gilt es, diesen zu suchen und in eine Rettungsbox für Zahnunfälle zu legen. Wichtig ist, dass dabei nur die Zahnkrone berührt wird und nicht etwa die Zahnwurzel. Die Box enthält eine besondere Nährlösung, die den Zahn bis zu 48 Stunden am Leben hält und dem Arzt eine Replantation ermöglicht. Eine Zahnrettungsbox gehört in jeden Haushalt mit Kindern.

Augenspülung

Schnell gelangen Sand, Splitter, Schmutz oder andere kleine Partikel ins Auge. Diese lassen sich gut mit einer Augenspülung entfernen. Wichtig ist, dass nach Eintritt des Fremdkörpers nicht am Auge gerieben wird. Ansonsten besteht die Gefahr, dass der Fremdkörper Schäden am Auge verursacht.

Zu Hause sollte eine größere Augenspülflasche mit einer Lösung aus Natriumchlorid vorhanden sein. Für unterwegs gibt es auch kleine Ampullen mit 20 Milliliter Inhalt.

Kommt das Auge mit Chemikalien in Kontakt, ist meist eine andere, spezielle Augenspülung anzuwenden. Zudem ist besonderes Wissen über die eingetretene Chemikalie notwendig. Letzteres ist in einem normalen Haushalt selten vorhanden, weshalb im Zweifelsfall das Auge besser mit möglichst sterilem Wasser ausgespült werden sollte.

Pinzette

Insektenstachel, Holzsplitter, Dornen und Zecken lassen sich gut mit einer Splitterpinzette entfernen. Sie hat im Vergleich zu anderen Pinzetten eine sehr schmal zulaufende Spitze. Der Fremdkörper sollte möglichst schnell entfernt werden, um einer möglichen Entzündung vorzubeugen.

Ist die Pinzette aus Edelstahl gefertigt, rostet sie nicht und lässt sich nach der Anwendung wieder desinfizieren. Hierzu wird Desinfektionsmittel auf die Pinzette gesprüht und mit einer sterilen Kompresse getrocknet.

Kühlkompressen

Bei Verstauchungen und Sportverletzungen leisten Sofort-Kühlkompressen gute Dienste. Ihre Anwendung wirkt abschwellend, schmerzstillend und vermeidet Blutergüsse, da Kälte die Blutgefäße verengt. Mittels Fingerdruck wird eine chemische Reaktion in der Kompresse in Gang gesetzt, welche sofort eine kühlende Wirkung entfaltet. Das Material ist gut formbar und passt sich beim Auflegen der Körperstelle an. Sofort-Kühlkompressen müssen nicht im Kühlschrank aufbewahrt werden.

Die Kompressen verlieren allerdings relativ schnell ihre kühlende Wirkung, sodass weitere Kompressen zur Hand sein sollten. Nach etwa 20 Minuten Kühlung ist es wichtig, eine 20-minütige Kühlpause einzulegen, bevor die nächste Kompresse aufgelegt wird.

Im Haushalt sollten fünf Sofort-Kühlkompressen vorhanden sein.

Erste-Hilfe-Handbuch

Ein Erste-Hilfe-Handbuch rundet die Vorbereitungen ab. Hier kann schnell nachgeschlagen werden, was beispielsweise bei Blutungen, Atemproblemen und diversen anderen Unfällen zu tun ist. Kaum jemand kann sich auf alle erdenklichen Situationen vorbereiten und wird froh sein, im Zweifel nachlesen zu können.

Darüber hinaus empfiehlt es sich, jährlich an einem Erste-Hilfe-Kurs teilzunehmen. Dort lässt sich beispielsweise auffrischen, wie die Mund-zu-Mund-Beatmung bei Erwachsenen funktioniert und welche Besonderheiten es bei Kindern zu beachten gibt. Zudem wird das richtige Verhalten in einer Vielzahl anderer Unfallsituationen geübt.

Auch wenn die Kurse eher Erwachsene und Jugendliche ansprechen, können oft interessierte Kinder ab etwa zehn Jahren ebenso teilnehmen. Kinder verlieren auf diese Weise schnell die Angst davor, im Notfall zu helfen, und sind eine wertvolle Unterstützung.

Checkliste Erste-Hilfe-Material

Erste-Hilfe-Ausstattung für Familienhaushalt mit zwei Kindern	**Menge (minimal)**	**Menge (optimal)**	**Erledigt**
Mindestausstattung:			
Verbandskasten zur Wandmontage	-	1x	☐
Fingerkuppenverband	25x	50x	☐
Fingerverband 12x2 cm	20x	40x	☐
Fingergelenkverband	10x	20x	☐
Wundschnellverband 7,2x2,5 cm	30x	60x	☐
Wundschnellverband 10x6 cm	5x	10x	☐
Pflasterspender zur Wandmontage	-	1x	☐
Kompressen 10x10 cm	10x	20x	☐
Kompressen 10x20 cm	10x	20x	☐
Verbandpäckchen klein	10x	20x	☐
Verbandpäckchen mittel	10x	20x	☐
Verbandpäckchen groß	10x	20x	☐
Mullbinde	20x	40x	☐
Heftpflaster (Rollen)	4x	8x	☐
Verbandtuch	5x	10x	☐
Dreieckstuch	2x	4x	☐
Verbandschere	1x	1x	☐
Rettungsdecke	4x	4x	☐
Einmalhandschuhe	6x	12x	☐
Wunddesinfektionsmittel (50 ml)	1x	2x	☐
Handdesinfektionsmittel begr. viruzid (500 ml)	1x	1x	☐

Fortsetzung nächste Seite

Fortsetzung

Erste-Hilfe-Ausstattung für Familienhaushalt mit zwei Kindern	**Menge (minimal)**	**Menge (optimal)**	**Erledigt**
Handdesinfektionsmittel viruzid (500 ml)	-	1x	☐
Sterile Einmalpinzetten	10x	10x	☐
Digitales Fieberthermometer	1x	1x	☐
Ohrthermometer mit Schutzkappen	-	1x	☐
Zahnrettungsbox	1x	1x	☐
Augenspülung (250 ml)	1x	1x	☐
Edelstahl-Splitterpinzette	1x	1x	☐
Sofort-Kühlkompressen	5x	10x	☐
Erste-Hilfe-Handbuch	1x	1x	☐

Gegenüber der Minimalvariante sind die meisten Artikel in doppelter Anzahl in die Optimal-Variante eingeflossen. Selbst wenn viele Verletzungen im Haushalt mit einem Pflaster ausreichend versorgt werden können, sind auch solche mit stärkeren Blutungen möglich. Kommt Hilfe nicht wie erwartet, wird unter Umständen deutlich mehr an Verbandsmaterial benötigt. Zudem besteht auch das Risiko, dass mehrere Familienmitglieder gleichzeitig von einem Unfall betroffen sind.

Hochwertiges Verbandsmaterial ist oftmals 20 Jahre steril und lässt sich ohne Weiteres einlagern.

2.3 Brandschutz für zu Hause

Neben einer guten Erste-Hilfe-Ausstattung kommt dem vorbeugenden Brandschutz beziehungsweise der Brandbekämpfung in der Wohnung eine besondere Bedeutung zu. Es gibt wohl kaum eine dramatischere Krise, als wenn das eigene Haus oder die Wohnung abbrennt. Dabei sind viele Brände durch schnelles Handeln und entsprechende Vorsorge eindämmbar und somit größerer Schaden vermeidbar.

Nach einem Brand ist stets die Feuerwehr zu benachrichtigen, schon allein wegen einer eindeutigen Feststellung der Brandursache. Ansonsten droht vielleicht zusätzlicher Ärger mit der Gebäude- und Hausratversicherung.

Senioren im Brandfall besonders gefährdet

Besonders Senioren werden häufig Opfer von Bränden, da diese meist allein leben, in ihrer Mobilität eingeschränkt sind und im Ernstfall ohne fremde Hilfe auskommen müssen. Ihnen wird dringend empfohlen, kein offenes Feuer in der Wohnung zu machen, zum Rauchen nach draußen zu gehen, alte Elektrogeräte auszutauschen und keine Mehrfachsteckdosen wegen möglicher Überlastung hintereinanderzuschalten.

Brände durch defekte Geräte

Die meisten Brände entstehen durch veraltete und/oder defekte technische Geräte. Ein Kurzschluss kann sich schnell zu einem Hausbrand entwickeln, wenn nicht sofort der Stromstecker gezogen oder die Sicherung im Schaltkasten auf »aus« gestellt wird.

Besonders anfällig sind alte, minderwertig produzierte Steckdosenleisten. Dabei spielt es keine Rolle, ob diese mit CE, GS oder TÜV gekennzeichnet sind. Spätestens wenn es beim Einstecken eines Geräts zischt oder sich ein ungewöhnlicher Geruch bemerkbar macht, sollte dieses umgehend ausgetauscht werden.

Gefahr kann auch von als Haustiere gehaltenen Nagern ausgehen, die in der Wohnung die Kabel anknabbern.

Fettbrände

Die Küche ist einer besonderen Brandgefahr ausgesetzt. Hier werden viele technische Geräte mit Kurzschlusspotenzial betrieben. Zudem wird häufig mit offener Flamme und Fett gearbeitet.

Ein Fettbrand in der Pfanne darf auf gar keinen Fall mit Wasser gelöscht werden, da es ansonsten zu einer Explosion kommen kann. Fettbrände werden stattdessen am besten mit einem Topfdeckel oder einer Löschdecke erstickt. Darüber hinaus sollte ein kleiner, handlicher Fettbrandfeuerlöscher immer griffbereit in der Nähe stehen. Ist erst eine offene Flamme entstanden, entzündet sich meist das Fett im Filter der Dunstabzugshaube. Daher sollte auch der Filter regelmäßig gereinigt oder ausgetauscht werden.

Der richtige Feuerlöscher

Neben Löschdecke und Fettbrandlöscher sollten auch Feuerlöscher im Haushalt verfügbar sein. Man unterscheidet generell zwischen Geräten mit Schaum und Pulver.

Im Handel finden sich meist Pulverlöscher, da diese günstiger angeboten werden können. Der Einsatz eines Pulverlöschers birgt jedoch ein hohes Zerstörungspotenzial in sich. Wer zum Beispiel ein kleines entstehendes Feuer in der Küche löscht, dürfte diese mit dem Pulverlöschmittel weitgehend unbrauchbar machen. Auch ist diese Art Feuerlöscher mit einer relativ kurzen Betriebsdauer und Kühlwirkung verbunden. Ein vermeintlich gelöschtes Feuer könnte kurze Zeit später erneut auflodern.

Besser geeignet sind daher Schaumlöscher. Sie sind zwar teurer in der Anschaffung, enthalten aber ein Löschmittel, welches die Einrichtung besser schont. Zudem ist die Betriebsdauer im Vergleich zum Pulverlöscher länger, und die Bedienung gestaltet sich etwas einfacher.

Im Gegensatz zum Pulverlöscher können mit dem Schaumlöscher keine Brände der Kategorie C (gasförmige Stoffe) gelöscht werden.

Je nach Größe der Wohnung werden mehrere Feuerlöscher benötigt. Idealerweise ist auf jeder Etage inklusive des Kellers ein Feuerlöscher deutlich sichtbar platziert. Aufgrund der besonderen Gefahrenlage ist die Küche zusätzlich mit Fettbrandlöscher und Löschdecke zu sichern. Wer seinen Kindern den Umgang mit einem Feuerlöscher zutraut, könnte kleine Handfeuerlöscher, wie sie zum Beispiel im Auto eingesetzt werden, anschaffen.

Der Umgang mit einem Feuerlöscher ist in der Regel intuitiv möglich. Dennoch empfiehlt es sich, einen Kurs bei der örtlichen Feuerwehr zu buchen, um im Notfall wirklich sachgemäß damit umgehen zu können. Bei der Gelegenheit können die Feuerlöscher auch gleich gewartet werden. Es sollte alle zwei Jahre eine Überprüfung der Funktionsfähigkeit vorgenommen werden. Oftmals kann das auch unkompliziert im Rahmen eines Feuerwehrfests gemacht werden.

Brandklassen und zugehörige Feuerlöschertypen

Brandklasse	Eignung	Löschmittel
A	Feste Stoffe wie Holz	Schaum, ABC-Pulver
B	Flüssige Stoffe wie Benzin	Schaum, ABC-Pulver
C	Gase wie aus Gaskartuschen	ABC-Pulver
D	Metalle wie Aluminium	Metallbrandpulver
F	Fettbrände	Fettbrandlöscher

3
Das Familienarchiv: Die Dokumentenmappe

Wenn es beispielsweise zu einem Brand in der Wohnung kommt, gilt es schnell zu reagieren und das Gebäude umgehend zu verlassen. Eine Flucht kann so plötzlich notwendig sein, dass der gesamte Besitz, also wirklich alles, zurückgelassen werden muss. Dokumente, die die Identität nachweisen, wie beispielsweise Geburtsurkunden, Personalausweis, Führerschein und Reisepass sind unter Umständen verbrannt. Das Abschlusszeugnis der Schule, der Universität und Arbeitszeugnisse sind ebenfalls für immer verloren. Es könnte schwierig werden, künftigen Arbeitgebern nachzuweisen, welche Qualifikation vorliegt und welche Berufserfahrung schon gesammelt wurde.

Nicht weniger dramatisch ist es, wenn Bankunterlagen zerstört sind und unklar ist, wo genau Konten angelegt wurden. Der kurzfristige Bankzugriff wird darüber hinaus erschwert, wenn die eigene Identität wegen der verbrannten Ausweise nicht belegt werden kann. Können wirklich alle Passwörter und Benutzernamen der vorhandenen

Onlinekonten aus dem Gedächtnis abgerufen werden? Wenn nicht, ist vielleicht sogar der Zugang zum Datenbestand der familieneigenen Cloud für immer verloren.

Wenn es zum Krisenfall kommt und das Haus plötzlich verlassen werden muss, wird eine Dokumentenmappe wertvolle Dienste leisten können. Sie belegt das ganze Leben aller Familienmitglieder und hilft, sich im Schadenfall zu legitimieren und Ansprüche gegenüber Versicherungen zügig geltend zu machen. Außerdem erleichtert sie allen Angehörigen den Zugriff auf angelegte Bankkonten und Onlineaccounts.

Ganz nebenbei wird mit der Zusammenstellung der Unterlagen die Ablage auf den neuesten Stand gebracht. Zudem besteht die Möglichkeit, ein professionelles, digitales Archiv aufzubauen, indem alle wichtigen Dokumente kurzfristig auffindbar sind.

3.1 Dokumente und Übersichten

Nicht jeder verfügt über ein gutes Ablagesystem und findet auf Anhieb alle gewünschten Unterlagen wieder. Auch ist die Zusammenstellung einer Dokumentenmappe mit viel Aufwand verbunden. Aber der Aufbau einer solchen Mappe wird sich in jedem Fall lohnen!

Es kommt hier vor allem auf folgende Dokumente an:

Arbeitsverträge

Die Beschäftigung beim Arbeitgeber bildet in der Regel die wirtschaftliche Existenzgrundlage. Eine Kopie der Arbeitsverträge hilft, das laufende Beschäftigungsverhältnis nachzuweisen. Im Verlustfall wird der Arbeitgeber eine Kopie des Vertrags aushändigen können. Dennoch ist es von Vorteil, eine eigene Kopie zu haben, insbesondere wenn es zu Streitigkeiten kommen sollte.

Arbeitszeugnisse

Mit den Arbeitszeugnissen wird der berufliche Werdegang belegt sowie nachgewiesen, wo man beschäftigt war und welche Tätigkeiten ausgeübt wurden. Arbeitszeugnisse sind vor allem bei zukünftigen Stellengesuchen wichtig.

Abschlusszeugnisse

Abschlusszeugnisse der zuletzt besuchten Schule belegen, welcher Abschluss erreicht wurde. Ebenso wichtig sind beispielsweise die Abschlusszeugnisse der Berufsausbildung und Universität.

Bausparvertrag

Ganz grundsätzlich sollten alle Bankverträge mit in die Dokumentenmappe aufgenommen werden. Insbesondere dann, wenn langfristige Verträge abgeschlossen wurden. Beim Bausparvertrag entsteht am Ende der Laufzeit ein finanzieller Anspruch, der geltend gemacht werden kann. Hierzu sollte der eigene Anspruch auch bekannt sein.

Darlehensverträge

Kredite werden auch im Krisenfall nicht erlassen werden. Damit der Überblick über die meist langfristig abgeschlossenen Verträge gewährleistet ist, gehören diese Unterlagen mit in die Mappe. Dies gilt insbesondere für die Finanzierung von Haus und Wohnung.

Baugenehmigungen

Mit diesen Dokumenten kann nachgewiesen werden, dass das Haus, die Garage oder der Carport rechtmäßig gebaut wurde. Dies kann insbesondere für Krisenfälle relevant sein, falls die zuständigen Behörden keinen Zugriff mehr auf die eigenen Unterlagen haben sollten.

Eheurkunde

Die Eheschließung bringt viele rechtliche Vorteile, insbesondere bezüglich des Familienvermögens, mit sich. Dies gilt vor allem für Erbschaften und Witwen-/Witwerrentenansprüche. Damit beide Ehepartner die Eheschließung nachweisen können, sollte die Urkunde mit in die Dokumentenmappe aufgenommen werden.

Erbverträge

Im Gegensatz zum Testament wird ein Erbvertrag mit mehreren Beteiligten ausgearbeitet und der Nachlass geregelt. Da hieraus Ansprüche entstehen, sollten die getroffenen Regelungen auch nach einem Krisenfall zweifelsfrei nachweisbar sein.

Testament

Die Testamente der Ehepartner sollten, sofern vorhanden, mit in die Dokumentenmappe aufgenommen werden. Kommt es im Falle einer Krisensituation zum Todesfall, können Testamente im eigenen Sinne ausgeführt werden.

Fahrzeugbrief

Der Fahrzeugbrief weist nach, wem das Auto gehört und dass es für den Straßenverkehr zugelassen ist. Insbesondere die Verfügungsberechtigung kann nach einem Krisenfall wichtig sein.

Geburtsurkunden

Hierbei handelt es sich um den Identitätsnachweis schlechthin. Die Geburtsurkunden sollten in Form einer Kopie der Mappe beigefügt werden. Hier lohnt sich unter Umständen auch die Beglaubigung der Unterlagen, welche bei der ausstellenden Behörde beantragt werden muss.

Grundbuchauszüge

Besitzer eines Eigenheims sollten möglichst aktuelle Grundbuchauszüge zur Hand haben, um das Eigentum nachweisen zu können. Sollte im Krisenfall ein Abruf des Katasteramts nicht möglich sein, liegt der existenzielle Nachweis in der Dokumentenmappe.

Handyverträge

Kommt es zum Verlust der SIM-Karte, kann Ersatz mittels Telefonhotline beantragt werden. Damit alle Sicherheitsabfragen auf dem Weg beantwortet werden können, sollten die Verträge zur Hand sein.

Impfausweise

Während der Coronapandemie musste zeitweise der Impfausweis vorgelegt werden, um Eintritt zu Veranstaltungen oder Räumlichkeiten zu erhalten. Etwas Ähnliches könnte sich im Falle anderer Infektionskrankheiten oder Pandemien wiederholen. Zudem ist es gerade bei Umweltkatastrophen wichtig zu wissen, ob der eigene Impfschutz für beispielsweise Tetanus noch besteht oder zügig aufgefrischt werden sollte.

Wichtige Kaufverträge

Hier geht es wieder darum, sein eigenes Vermögen zweifelsfrei nachweisen zu können. Insbesondere wenn es zum Schadenfall kommen sollte, können die Unterlagen helfen, Ansprüche gegenüber von Versicherungen geltend zu machen.

Meldebescheinigung

Sie wird vom Einwohnermeldeamt ausgestellt und weist den Wohnsitz nach. Insbesondere für Ausländer ist das Dokument wichtig, um den legalen Aufenthalt nachweisen zu können.

Personalausweis

Jeder deutsche Staatsangehörige muss ab einem Alter von 16 Jahren einen Personalausweis besitzen. Wenn das Original verloren gehen sollte, ist die Kopie in der Dokumentenmappe praktisch. Aufgrund gesetzlicher Regelungen sollte die Kopie in Schwarz-Weiß angefertigt sein und eindeutig als »Kopie« gekennzeichnet werden.

Mit dem Personalausweis sind Reisen innerhalb des Schengenraums möglich.

Reisepass

Der deutsche Reisepass ermöglicht das grenzüberschreitende Reisen in über 170 Länder und die Rückkehr nach Deutschland. Ohne Reisepass ist die Einreise in Länder außerhalb des Schengenraums meist nicht möglich.

Führerschein

Der Führerschein wird in allen Ländern der Europäischen Union plus Schweiz, Liechtenstein, Island und Norwegen anerkannt. Geht er verloren, ist eine Kopie besser als nichts. In der Regel ist aber das Mitsichführen des Originals erforderlich.

Taufurkunden

Sie sind Teil des Familienstammbuchs und sollten daher auch als Kopie vorliegen. Die Urkunden werden beispielsweise für eine kirchliche Trauung benötigt.

Versicherungspolicen

Gerade im Krisenfall, wenn Schäden gegenüber Versicherungen geltend gemacht werden könnten, sollten alle Policen in Kopie vorliegen. Diese umfassen insbesondere die Lebensversicherung, Berufsunfähigkeitsversicherung, Wohngebäudeversicherung und Hausratversicherung.

Fotos vom Besitz sollten erstellt und der Mappe beigelegt werden. So können Ansprüche bei der Hausratversicherung erhoben werden (siehe Kapitel 5.1).

Patientenverfügungen und Vorsorgevollmachten

Im Krisenfall kann es zu Krankenhausaufenthalten kommen, bei denen Dritte möglicherweise über eine weitere Behandlung entscheiden müssen. Wenn eine Patientenverfügung verfasst wurde, kann man diese gegen eine geringe Gebühr beim Zentralen Vorsorgeregister registrieren lassen. Ärzte prüfen dort im Bedarfsfall, ob eine Patientenverfügung vorliegt.

Damit vor Ort schnell gehandelt werden kann, sollte eine Kopie der Papiere mit in die Mappe aufgenommen werden.

Ratgeber Notfallvorsorge

Das Bundesamt für Bevölkerungsschutz (BBK) gibt den Ratgeber für Notfallvorsorge und richtiges Handeln in Notsituationen heraus. Er kann kostenfrei online bestellt werden. Vielleicht hilft er im zu bewältigenden Krisenfall mit ergänzenden Tipps weiter.

Die Auswahl der wichtigsten Dokumente ist eine sehr individuelle Entscheidung. Bestimmt gibt es noch weitere wichtige Unterlagen, die im Notfall helfen.

Checkliste Dokumentenmappe

Unterlagen Dokumentenmappe	**Erledigt**
Arbeitsverträge	☐
Arbeitszeugnisse	☐
Abschlusszeugnisse	☐
Bausparverträge	☐
Darlehensverträge	☐
Baugenehmigungen	☐
Eheurkunde	☐
Erbverträge	☐
Testamente	☐
Fahrzeugbriefe	☐
Geburtsurkunden	☐

Fortsetzung nächste Seite

Fortsetzung

Unterlagen Dokumentenmappe	Erledigt
Grundbuchauszüge	☐
Handyverträge	☐
Impfausweise	☐
Wichtige Kaufverträge	☐
Meldebescheinigungen	☐
Personalausweise (Kopie)	☐
Reisepässe (Kopie)	☐
Führerscheine (Kopie)	☐
Taufurkunden	☐
Versicherungspolicen	☐
Patientenverfügungen	☐
Vorsorgevollmachten	☐
Ratgeber Notfallvorsorge vom BBK	☐

Die richtige Mappe zur Aufbewahrung

Als Dokumentenmappe eignet sich am besten eine klassische Fächermappe, in der die Papiere lose hineingelegt und mit einem Gummiband verschlossen werden. Letzteres hat den Vorteil, dass die Mappe auch sehr dick werden darf.

3.2 USB-Notfallstick

Nachdem alle Unterlagen in Papierform zusammengestellt wurden, geht es an die digitale Verarbeitung. Das Problem bei der Notfall-Dokumentenmappe ist, dass diese dick und schwer werden kann. Zudem könnte sie beispielsweise durch

Wasser beschädigt werden. Daher sollte als Back-up noch ein USB-Stick mit den Dokumenten angefertigt werden.

Auswahl des passenden USB-Sticks

Bei der Auswahl des Sticks ist es überaus wichtig, Sorgfalt walten zu lassen. Der Stick wird vermutlich einige Jahre halten müssen und sollte deshalb möglichst stabil und hochwertig sein. Zudem ist der Umfang der gespeicherten Dateien nicht zu unterschätzen. Es kommen schnell einige Gigabyte zusammen, wobei sich die Datenmenge noch weiter durch neue Dokumente erhöht.

Der USB-Stick sollte von einem bekannten Markenhersteller kommen und möglichst aus einem Metallgehäuse bestehen. Was die Speichergröße betrifft, sollten 64 Gigabyte ausreichend sein. Erfahrungsgemäß geben günstige USB-Sticks, selbst solche von Markenherstellern, relativ schnell den Geist auf.

Alle Dokumente sollten nur im PDF-Format auf dem Stick abgespeichert werden. Dieses Dateiformat kann von fast jedem Computer auf der Welt geöffnet werden, ohne dass zuvor spezielle Software installiert werden muss. So können die Dateien auf dem Stick auch in einer Notunterkunft, bei Hilfeleistenden oder Behörden geöffnet werden.

Texterkennung (OCR) vereinfacht die Suche in Dokumenten

Die PDF-Dateien lassen sich bequem mit dem Handy erstellen, indem eine Scan-App verwendet wird. Für iOS und

Android gibt es viele verschiedene Anbieter, die schnell im jeweiligen App-Store zu finden sind. Die App muss die sogenannte Optical-Character-Recognition-(OCR)-Funktion unterstützen. Hiermit werden PDF-Dokumente erzeugt, in denen anschließend im Text nach Schlüsselbegriffen gesucht werden kann. Gerade wenn Fragen aus umfangreichen Papieren wie Versicherungspolicen und Bankverträgen beantwortet werden sollen, geht das sehr schnell.

Damit alle Unterlagen schnell auf dem Stick gefunden werden, sollten die Dateinamen eindeutig bezeichnet werden. Mögliche Merkmale für eine eindeutige Dateinamensbezeichnung sind beispielsweise das Datum des Dokuments, der Name des betreffenden Familienmitglieds und Beschreibung des Dokuments. Mithilfe des Scandatums ist schnell ersichtlich, welchen Stand das Dokument auf dem Stick hat. Dies ist bei der Aktualisierung der Unterlagen hilfreich.

Der Stick kann mittels Vakuumiergerät wasser- und luftdicht eingeschweißt werden. Das schützt ihn besonders gut gegen äußere Einflüsse. Allerdings ist dann jedes Mal einiger Aufwand nötig, wenn Aktualisierungen vorgenommen und die Funktionsfähigkeit überprüft werden sollen.

Insbesondere, wenn man sich für das Vakuumieren entscheidet, sollte der Stick sehr stabil und möglichst aus Metall sein, da er ansonsten beschädigt werden könnte.

Profi-Tipp: Erweiterte Dokumentenmappe

Wer bei seinen Unterlagen für den Krisenfall keine Kompromisse machen möchte und den damit verbundenen Aufwand nicht scheut, dem sei die erweiterte Dokumentenmappe empfohlen.

Verdienstnachweise

Jeden Monat stellt der Arbeitgeber einen Verdienstnachweis aus, dem zum Beispiel zu entnehmen ist, wie viel in die Rentenkasse eingezahlt wurde. Um auch viele Jahre später noch den eigenen Rentenanspruch nachweisen zu können, sind diese Dokumente hilfreich.

Da die Verdienstnachweise in Summe sehr umfangreich sein können, empfiehlt es sich, nur eine digitale Kopie auf dem Stick abzulegen.

Aufstellung aller Bankkonten

Eine Übersicht mit allen Bankkonten hilft dabei, an Geld zu kommen, wenn kein Zugriff mehr auf die Bankunterlagen möglich ist. Eine derartige Liste ist auch praktisch, falls man selbst nicht mehr in der Lage sein sollte, Bankgeschäfte zu tätigen und andere Familienmitglieder einspringen müssen. Die Übersicht sollte folgende Angaben enthalten: Kontoinhaber, Name der Bank, IBAN, Kundennummer,

Telefonnummer vom Kundenservice und kurze Beschreibung, wofür das Konto angelegt wurde.

Analog dazu sollten auch alle Versicherungen nach demselben Schema erfasst werden. Im Schadensfall kann es sehr hilfreich sein, wenn Daten wie Vertragsnummer und Kontaktmöglichkeit des Kundenservices auf einen Blick verfügbar sind.

Adressen und Telefonnummern

Falls im Krisenfall kein Zugriff mehr auf das Handy möglich ist, stehen in der Regel auch keine Telefonnummern mehr zur Verfügung. Kaum jemand kennt noch Telefonnummern auswendig und kann im Notfall Freunde und Bekannte kontaktieren. Dies gilt insbesondere für die eigenen Kinder, die ohne Telefonliste keinen Anhaltspunkt für Telefonkontakte hätten. Praktisch ist, eine vollständige Kontaktliste mit Anschriften zu erstellen. Diese können auch dazu genutzt werden, direkt zu Freunden außerhalb einer Gefahrenzone zu fahren, ohne vorher nach deren Adresse gefragt haben zu müssen.

Passwortliste

Eine vollständige Liste mit allen Onlinezugängen inklusive Passwort und Benutzername kann Gold wert sein. Nicht auszudenken, wenn der Zugriff auf das E-

Mail-Postfach oder der Zugang zur Familien-Datencloud verloren gehen sollte. Die Zugänge aller Familienmitglieder sollten für die Dokumentenmappe zusammengestellt und sicher verwahrt werden.

Back-up von Zwei-Faktor-Authentifizierung-Schlüssel

E-Mail-, Bank- und andere wichtige Zugänge werden meist mit dem Zwei-Faktor-Verfahren gesichert. Hierzu wird einmalig der QR-Code in einer sogenannten Authenticator-App auf dem Handy gespeichert. Geht nun das Handy verloren, ist der Zugriff auf die Konten vermutlich nicht mehr möglich.

Um dem vorzubeugen, kann bei diesen Zugängen im Benutzerbereich ein Back-up-QR-Code erzeugt werden, mit dem die Konten auf anderen Handys wiederhergestellt werden können. Wer die Zwei-Faktor-Authentifizierung mittels QR-Code nutzt, sollte auf jeden Fall davon Gebrauch machen und die Back-up-Codes ausgedruckt in der Dokumentenmappe hinterlegen.

Notfallhandy

In der Fächermappe kann ein ausgemustertes Smartphone mit Ladekabel untergebracht werden. Dies ist nicht nur praktisch, um die eigenen Kontakte im Notfall anzurufen, es ermöglicht darüber hinaus auch die Speicherung von Passwortlisten, Telefonnummern und PIN-Kombinationen, die mittels Bildschirmpasswort vor Fremdzugriff geschützt sind. Das Handy muss natürlich mit einer SIM-Karte ausgestattet sein. Hier lohnt sich die Anschaffung einer Prepaid-Karte. Damit die Karte nicht verfällt, sollten eine monatliche Aufladung konfiguriert und von Zeit zu Zeit eine SMS verschickt werden. Prepaid-SIM-Karten müssen in Deutschland mittels Personalausweis registriert werden.

Back-up-Festplatte

Neben dem Notfallhandy passt auch eine kleine externe 2,5-Zoll-Festplatte mit in die Mappe. Diese sollte zur Speicherung der kompletten Familien-Datencloud genutzt werden. Wie bei dem USB-Stick sollte auch hier auf Qualität gesetzt und Produkte eines Markenherstellers bevorzugt werden.
Der benötigte Speicherplatz hängt natürlich von der Größe der genutzten Cloud ab, sollte jedoch über ausreichend Platz für die Aktualisierungen der kommenden Jahre verfügen. Spätestens nach drei bis vier Jahren sollte die Festplatte vorsorglich durch eine neue ersetzt werden, um einem Datencrash vorzubeugen. Das Back-up der Cloud ist wich-

tig, da hier in der Regel alle Familienfotos und -videos sowie wichtige Dokumente gespeichert sind. Der persönliche Zugriff auf die Cloud kann schnell verloren gehen, wenn der PC nicht mehr hochfährt und die Passwörter für Cloud-Account und Mail nicht mehr bekannt sein sollten, der Cloud-Betreiber seinen Dienst einstellt oder gar kompromittiert wurde. Darüber hinaus steht im Krisenfall eventuell kein Internet zur Verfügung, und die Serverinfrastruktur des Rechenzentrums könnte nachhaltig beschädigt sein.

Familienfotos

Sollte die eigene Wohnung wegen einer extremen überregionalen Krisensituation verlassen werden müssen, besteht möglicherweise die Gefahr, dass sich Familienmitglieder aus den Augen verlieren. Für diese Zwecke werden unter Umständen Schwarze Bretter aufgestellt, die die Familienzusammenführung unterstützen sollen. Darum kann es von Vorteil sein, wenn es in der Mappe für jedes Familienmitglied möglichst großformatig ausgedruckte Fotos gibt. Besonders hilfreich werden sie, wenn zuvor mit einer Bildbearbeitungssoftware die Namen und Anschriften der fotografierten Personen hinzugefügt werden.

Ein gemeinsames Familienfoto weist nach, dass die beigeführten Kinder auch wirklich zu einem gehören. Wer die Möglichkeit hat, sollte die Fotos laminieren, damit diese vor Witterungseinflüssen geschützt sind.

Notfall-Kreditkarte

Gerade wenn es zu einer plötzlichen Flucht aus den eigenen vier Wänden kommt, werden viele wichtige Dinge vergessen oder müssen bewusst zurückgelassen werden. Solange jedoch finanzielle Mittel verfügbar sind, kann vieles anderweitig beschafft werden. Darum sollte in der erweiterten Dokumentenmappe auch eine Notfall-Kreditkarte enthalten sein.

Es gibt Kreditkartenangebote, die keine laufenden Gebühren verursachen. Diese eignen sich perfekt dazu, in einer Dokumentenmappe hinterlegt und nur im Notfall verwendet zu werden. Diese Karten ermöglichen auch das weltweite Abheben von Bargeld am Bankautomaten, wobei natürlich auch die Karten-PIN zur Hand sein sollte.

Das Geschäftsmodell der kostenlosen Kreditkarten basiert darauf, dass jeder Kauf wie ein Kredit mit hohen Zinsen abbezahlt werden muss. Diese Funktion lässt sich jedoch nach Beantragung der Karte im

Kundenportal abstellen. Wer die Karte lange nicht nutzt, muss mit einer Nutzungserinnerung der Bank und ggf. Sperrung der Karte rechnen. Hier schafft aber eine gelegentliche Verwendung Abhilfe, und die Karte bleibt aktiv.

Bargeld

Da viele größere Krisenfälle mit Stromausfällen einhergehen, ist der elektronische Zahlungsverkehr unter Umständen nicht mehr möglich. Deshalb sollte die erweiterte Dokumentenmappe auch eine gewisse Summe Bargeld enthalten. Der Bargeldvorrat sollte in etwa so groß sein, dass die Familie damit für ein paar Tage ein Hotel, einfache Kleidung, Nahrung und gegebenenfalls Fahrscheine bezahlen könnte.

Ersatzschlüssel

Die wichtigsten Ersatzschlüssel runden die Mappe ab. Ebenso wie die Geldbörse kann vielleicht auch der Schlüsselbund bei der Flucht nicht mehr mitgenommen werden. Darum sollte zumindest der Haustürschlüssel mit aufgenommen werden. Idealerweise kommen noch die Schlüssel fürs Auto und die Garage hinzu.

Checkliste erweiterte Dokumentenmappe

Unterlagen erweiterte Dokumentenmappe	**Erledigt**
Verdienstnachweise	☐
Aufstellung aller Bankkonten	☐
Wichtige Adressen und Telefonnummern	☐
Passwortliste	☐
Zwei-Faktor-Authentifizierung-Schlüssel	☐
Notfallhandy mit Prepaid-SIM	☐
Back-up Daten-Cloud auf Festplatte	☐
Laminierte Fotos von der Familie	☐
Notfall-Kreditkarte	☐
Bargeld für Hotel und Ersatzbeschaffung	☐
Ersatzschlüssel	☐

Regelmäßige Durchsicht der Mappe

Mit einer Dokumentenmappe ist man grundsätzlich gut auf alle möglichen Situationen vorbereitet. Um den maximalen Nutzen zu gewährleisten, sind gelegentliche Durchsichten und »Wartungsarbeiten« notwendig. Das Back-up der Daten-Cloud etwa muss regelmäßig aktualisiert werden. Dabei fällt auch auf, ob die Festplatte technisch noch einwandfrei funktioniert. Das Smartphone für den Notfall sollte frisch aufgeladen werden und benötigt die letzten Sicherheitsupdates. Durch den Start des Geräts lässt sich prüfen, ob die eingesetzte Prepaid-SIM-Karte noch aktiv ist. Eventuell gibt es neue wichtige Dokumente, die als Kopie in die Mappe kommen sollten. Auch die Fotos sollten jährlich erneuert werden.

4
Evakuierung mit Kindern

Es gibt Situationen, in denen die Wohnung aufgrund eines Notfalls plötzlich verlassen werden muss. Dies ist zum Beispiel bei einer Bombenentschärfung der Fall. Im Jahr 2020 gab es allein in Nordrhein-Westfalen etwa 19 000 Kampfmittelbeseitigungen, wovon ein kleinerer Teil Bombenentschärfungen waren. Oftmals werden für letztere Zwecke Evakuierungsunterkünfte eingerichtet, und es besteht die Gefahr, dass die eigene Wohnung durch eine fehlgeschlagene Entschärfung beschädigt oder gar zerstört wird.

Noch dramatischer wird es bei einem Wohnungsbrand oder bei einer bevorstehenden Überflutung durch Starkregen. Hier gilt es, innerhalb kürzester Zeit das Haus zu verlassen und sich in Sicherheit zu bringen. In einem solchen Fall bleibt keine Zeit mehr, persönliche Gegenstände einzupacken oder sich warm anzuziehen. Möglicherweise konnte zwar das Haus noch rechtzeitig verlassen werden, aber man steht halb angezogen ohne Geld und Handy auf der Straße. Wichtige Dokumente und Erinnerungsstücke sind vielleicht für immer verloren. Für derartige Situationen wird ein sogenannter Fluchtrucksack vorbereitet.

4.1 Fluchtrucksack

Im Notfall ist es unmöglich, alle wichtigen Dinge schnell zusammenzutragen und in einem Rucksack zu verstauen. Darum muss der Rucksack bereits vor einer Notsituation fertig gepackt und griffbereit sein. Idealerweise steht für jedes Familienmitglied ein auf die individuellen Bedürfnisse abgestimmter Fluchtrucksack in der Nähe der Haustür.

Waldflucht

Manche könnten denken, dass die Flucht in den Wald eine gute Idee ist, um dort ein Versteck, eine Hütte aufzubauen. Vor allem in Actionfilmen wird der Wald gerne als sicherer Platz fernab der Zivilisation romantisiert. In der Praxis ist dem allerdings nicht so. Deutschland ist in weiten Teilen des Landes so stark besiedelt, dass es kaum »echten«, also wilden Wald gibt. Wenn nun im Krisenfall viele Menschen in den nächstgelegenen Wald ziehen, wird es dort sicherlich sehr voll werden. Daher erscheint mir die Waldflucht eher unvernünftig. Insbesondere, wenn noch Kinder mit dabei sind.

Im besten Fall verläuft die Flucht so, dass jedes Familienmitglied seinen vorbereiteten Rucksack schnappt und damit ins Auto steigt. Dann wird eine Unterkunft, wie zum Beispiel ein Hotel, außerhalb des Gefahrenbereichs aufgesucht. Insbesondere wenn Extremwetter wie Starkregen im Wetterbericht vorab angekündigt wird, ist das oft noch möglich.

Bei der Flucht im Auto spielt zudem das Gewicht der Rucksäcke nur eine untergeordnete Rolle, da sie nicht getragen werden müssen.

Zufluchtsort Wald?

Die »Flucht« geht vor allem für Familien nicht in den Wald, sondern idealerweise zu Freunden, Bekannten, ins Hotel oder in die Evakuierungsunterkunft.

Mindestausstattung

Die Zusammenstellung des Notgepäcks beginnt mit der Auswahl der Rucksäcke. Wichtig ist, dass die Rucksäcke für die Kinder altersgerecht sind und vor allem nicht zu schwer gepackt werden. Als Orientierung kann meine folgende Einschätzung dienen:

Alter	Empfehlung Gewicht	Empfehlung Volumen
Kindergartenkind	Maximal 1 Kilogramm	Maximal 10 Liter
Bis acht Jahre	Maximal 2 Kilogramm	Maximal 18 Liter
Bis zwölf Jahre	Maximal 5 Kilogramm	Maximal 24 Liter
Teenager	Maximal 7 Kilogramm	Maximal 30 Liter
Erwachsene	Maximal 15 Kilogramm	Maximal 40 Liter

Auswahl geeigneter Rucksäcke

Kinder sollten keine Rucksäcke für Erwachsene tragen, auch wenn diese vom Volumen her passend wären. Vor allem Markenhersteller passen ihre Kindermodelle den Bedürfnissen der Jüngsten an. Wichtig ist, dass die Größe individuell zum Kind passt und der Rucksack bestenfalls vorher im Ladengeschäft ausprobiert wurde.

Auch wenn die Flucht optimalerweise im Auto erfolgt, muss das nicht immer so sein. Falls es zu einem längeren Fußmarsch kommen sollte, kann ein zu schwer bepackter Rucksack zur Qual werden. Mehr als 15 Kilogramm sollte der voll beladene Rucksack für ungeübte Träger nicht wiegen. Er sollte zudem nicht mehr als 40 Liter Volumen haben. Auch hier lohnt sich der Griff zu einem Markenprodukt, da diese meist wesentlich hochwertiger und damit bequemer zu tragen sind. Wer mit dem Gedanken spielt, sich einen militärisch aussehenden Rucksack anzuschaffen, sollte seine Entscheidung überdenken. Ein mit Tarnfarben oder komplett mit militärischen Tragevorrichtungen (Molle) ausgestatteter Rucksack wird im Krisenfall unnötig auffallen und ist nicht angebracht. Modelle in einer unauffälligen Farbe wie Grau oder Schwarz ohne auffällige Markenlogos sind zu empfehlen.

Bargeld und Notfall-Kreditkarte für unterwegs

Für den Fall, dass keine Geldbörsen rechtzeitig eingesteckt werden konnten, sollte Bargeld zur Fluchtausstattung im

Rucksack gehören. Idealerweise können damit die Kosten für ein Hotelzimmer für zwei bis drei Nächte beglichen werden. Zudem ist es wahrscheinlich, dass Fahrscheine, Ersatzkleidung und andere Dinge gekauft werden müssen. Also auch an Münzen denken. Der Bargeldbestand sollte auf alle Rucksäcke verteilt werden, damit im Falle einer Trennung jedes Familienmitglied etwas Bargeld zur Verfügung hat.

Sehr praktisch für den Evakuierungsfall sind Kreditkarten ohne Jahresgebühr. Solch eine Karte kann in den Rucksack gesteckt werden, ohne laufende Kosten zu verursachen.

SOS-Kapsel zur persönlichen Identifizierung

Jedes Familienmitglied sollte eine SOS-Kapsel tragen. Dabei handelt es sich um einen kleinen verschließbaren Behälter, der wichtige Daten zur persönlichen Identifizierung enthält. Auf dem innen liegenden Zettel sollten jeweils Name, Anschrift, Geburtsdatum und die Handynummern aller Familienmitglieder enthalten sein. Bei Unfällen können so die anderen Familienmitglieder kontaktiert werden. Ebenso hilft es den örtlichen Behörden bei der Familienzusammenführung, falls jemand verloren gehen sollte.

Dokumentenmappe

Die Dokumentenmappe ist das Herzstück des Fluchtrucksacks. Insbesondere die erweiterte Dokumentenmappe (siehe Profi-Tipp aus Kapitel 3) ist im Krisenfall unbezahlbar. Sie enthält alle Nachweise über das Leben der Familie, wie Ausweiskopien, Zeugnisse und Versicherungsunterlagen zur Geltendmachung von Ansprüchen im Schadenfall. In gedruckter Form ist die Mappe relativ schwer und sollte im Rucksack eines Erwachsenen verstaut werden.

Ein Back-up der Dokumentenmappe auf einem USB-Stick hingegen sollte jedes Familienmitglied im Rucksack haben. So wissen beispielsweise auch die Kinder und Ehepartner, wo finanzielle Ansprüche geltend gemacht werden können und welche Bankkonten existieren. Sollten Familienmitglieder während der Evakuierung verloren gehen, helfen die zuvor ausgedruckten Familienfotos, sich wiederzufinden. Diese sollten auch in mehrfacher Ausfertigung in jedem Rucksack hinterlegt sein.

Trinkwasser und Snacks

Jedes Familienmitglied muss etwas Wasser im Rucksack haben. Erwachsene tragen am besten je zwei Plastikflaschen à 0,5 Liter Mineralwasser. Wegen des hohen Gewichts kommt in die Rucksäcke der Kinder nur jeweils eine 0,5-Liter-Wasserflasche.

Um den Hunger unterwegs etwas stillen zu können, empfiehlt es sich, Müsliriegel mit möglichst vielen Kalorien in die Rucksäcke aufzunehmen. Sie sind leicht und werden auch von Kindern gerne gegessen. Jeder sollte ungefähr fünf Riegel dabeihaben.

Benötigte Medikamente

Sind Familienmitglieder auf wichtige Medikamente angewiesen, sollten diese ebenso im persönlichen Rucksack verstaut werden. Dazu gehören auch Artikel wie beispielsweise Laktase-Tabletten, sofern eine Milchzuckerunverträglichkeit besteht. Falls es auf dem Weg zu kleineren Unfällen kommt, sollte ein Erwachsener einen Kfz-Verbandskasten mit im Rucksack haben.

Kontaktlinsen und persönliche Hygiene

Kontaktlinsenträger müssen alles für die Pflege der Linsen mitführen. Idealerweise sind auch alte Ersatzbrillen zur Hand. Eine Rettungsdecke bietet im Notfall etwas Schutz vor Kälte oder Hitze. Da diese sehr leicht und klein sind, sollte jeder eine davon im Rucksack haben. Ebenso unverzichtbar sind Zahnbürste und Zahnpasta sowie eine Rolle Toilettenpapier pro Rucksack.

Kleine Helferlein

Es ist ziemlich unwahrscheinlich, dass unterwegs ein Feuer gemacht werden muss. Zudem erfordert es eine gewisse Übung, dieses mit verfügbaren Materialien zu einem Lagerfeuer zu entzünden. Da ein Feuerzeug jedoch sehr klein und leicht ist, sollten beide Erwachsenen eines einpacken.

Ähnlich verhält es sich mit dem Taschenmesser. Es ist sehr funktional, und da Krisen häufig einen überraschenden Charakter haben, könnte es durchaus nützlich werden. Aufgrund des geringen Gewichts und der Größe sollten beide Erwachsenen es ebenso mit im Rucksack tragen.

Wasserfester Notizblock und Stifte

Auf dem Weg zum persönlichen Evakuierungsziel müssen vielleicht Notizen aus Gesprächen anderer gemacht werden. Eventuell sollen auch Hinweise für andere hinterlegt werden. Für diese Zwecke sollte jeder im Rucksack einen kleinen Notizblock mit wasserfestem Papier plus schwarzem Permanentmarker und Bleistift haben. Mittels Permanentmarker können notfalls auch Hinweise an Wänden und anderen Außenflächen hinterlassen werden.

Gedruckte Umgebungskarten

Viele haben sich an den Komfort von GPS-Navigationssystemen gewöhnt und könnten ohne dieses Hilfsmittel Schwierigkeiten haben, die richtige Route zum Ziel zu finden. Gerade im Krisenfall könnten regelmäßig genutzte Wege gesperrt sein oder sollten vielleicht besser nicht genutzt werden. Darum sollte ein Familienmitglied alle Umgebungskarten dabeihaben. Ausdrucke von Online-Navigationsplattformen reichen dafür aus. Wenn diese noch laminiert wurden, sind sie sehr handlich und vor allem wind- und regenfest.

Taschenlampen

Unter Umständen muss die Flucht abends oder nachts angetreten werden. Findet dies darüber hinaus noch während eines Stromausfalls statt, wird es draußen sprichwörtlich stockfinster sein. Dies erhöht das Verletzungsrisiko und erschwert den Weg zum Fluchtziel. Darum muss jedes Familienmitglied seine eigene Taschenlampe im Rucksack haben.

Hier sind Modelle zu empfehlen, die die Leuchtkraft stufenweise anpassen können, um den Akku nicht unnötig stark zu belasten. Meist wird nicht die maximale Leistung benötigt. Ladekabel oder Ersatzbatterien nicht vergessen.

Powerbanks zum Aufladen der Kleingeräte

Die Taschenlampen können unterwegs an einer Powerbank aufgeladen werden. Gerade mit mehreren Familienmitgliedern muss diese eine möglichst große Kapazität von mindestens 25 000 mAh haben. Dies ermöglicht außerdem das Aufladen der Smartphones aller Familienmitglieder, sofern auch an die passenden Ladekabel im Rucksack gedacht wurde.

Ersatzkleidung

Für jedes Familienmitglied wird Ersatzkleidung in die Rucksäcke gelegt. Die Flucht kann so plötzlich sein, dass niemand angemessen angezogen ist. Zudem kann die Kleidung dann durchregnen oder einfach des besseren Körpergefühls wegen im Hotel oder der Unterkunft gewechselt werden.

Problematisch bei der Kleidung ist, dass diese viel Platz im Rucksack benötigt, sperrig ist und in Summe relativ viel Gewicht hat. Hier gilt es besonders abzuwägen, was wirklich notwendig ist. Dazu gehören für jeden ein Paar frische Socken, Unterhose und ein Unterhemd. Ebenso sollten mindestens eine lange Hose und ein Langarmshirt eingepackt werden. Wer es perfekt machen möchte und den Aufwand nicht scheut, passt die Kleidung mehrfach im Jahr der Jahreszeit an und prüft, ob die Kindergrößen noch optimal passen.

Platz sparen mit Vakuumierung

Kleinere und dünne Kleidungsstücke lassen sich problemlos vakuumieren. Das spart viel Platz im Rucksack und schützt die Kleidung vor Nässe.

Regenponcho

Wenn das Haus schnell verlassen werden musste, konnte vielleicht keine Jacke mehr angezogen werden. Bei Kälte und schlechtem Wetter ist das sehr unangenehm. Leider haben Jacken in der Regel zu viel Volumen und können nicht im Rucksack verstaut werden. Eventuell könnten diese jedoch außen am Rucksack festgebunden werden. Daneben stellt sich die Frage, ob für den unwahrscheinlichen Fall der Flucht eigens Jacken angeschafft werden sollten, oder ob nicht ein platzsparender, günstiger Einweg-Regenponcho ausreicht. Er schützt zumindest gegen Feuchtigkeit und sollte daher in alle Rucksäcke gepackt werden.

Ergänzende Optimalausstattung

Wer hingegen mehr Gewicht tragen kann, größere Kinder hat oder einfach etwas mehr Komfort haben möchte, kann die Mindestausstattung weiter zu einer Optimalausstattung ergänzen. Mit der Optimalausstattung soll vor allem ein längerer Fußmarsch erleichtert werden.

Diese Variante ist insbesondere für Prepper interessant, die kein Auto zur Verfügung haben, sehr abgelegen wohnen oder ein weiter entferntes Ziel vor sich haben.

Gut zu Fuß

Gerade bei einem längeren Fußmarsch sind Ersatzschuhe im Notgepäck unerlässlich. Daher werden die Rucksäcke um jeweils ein Paar Schuhe ergänzt. Wenn die Rucksäcke zu voll sind, könnten die Schuhe in einer Plastiktüte verstaut und an der Außenseite des Rucksacks festgebunden werden. War das Verlassen des Hauses mit geeigneten Schuhen möglich, kann die Tüte zurückgelassen werden. Ansonsten stört sie nicht beim Fußmarsch, da die Schuhe angezogen werden.

Trinkwasser

Sollte der mitgeführte Wasservorrat knapp werden, kann ein Wasserfilter gute Dienste leisten. Es gibt günstige sogenannte Strohhalmwasserfilter, mit denen direkt aus der Wasserquelle getrunken werden kann. Hier sollte auf gute Qualität von einem Markenhersteller geachtet werden. Idealerweise befindet sich in jedem Rucksack solch ein Wasserfilter. Notfalls würde aber vermutlich auch ein einziger Filter ausreichen, um das finanzielle Budget nicht zu sehr zu strapazieren.

Die Anwendung des Strohhalmwasserfilters erfordert es, dass sich der Nutzer bis knapp über die Wasseroberfläche beugen muss. Das kann gerade bei schlechtem Wetter unangenehm sein. Je nachdem, was für eine Wasserquelle aufgetan wurde, sollten kleine Kinder natürlich auch nicht in die Wasserquelle hineinfallen. Hier würde eine größere Plastikflasche mit großem Rundverschluss es ermöglichen, Wasser abzuschöpfen und an einer bequemeren Stelle mittels das Wasserfilters zu trinken.

Normalerweise arbeiten Wasserfilter mit Aktivkohle, sodass der Geschmack annehmbar ist.

Handdesinfektionsmittel

Unter Umständen kann auf dem Weg zum Fluchtziel die Hygiene leiden. Gerade wenn die Hände über Stunden hinweg nicht gewaschen werden können, kann das ein unwohles Gefühl auslösen. Hier würde ein kleines Fläschchen Handdesinfektionsmittel Abhilfe schaffen, welches in jedem Rucksack hinterlegt werden sollte.

Weitere Auflademöglichkeiten und Camping-Solarpanel

Bei einem langen Fußmarsch, der womöglich eine Übernachtung beinhalten könnte, geht der Strom für die Taschenlampen und Kleingeräte schnell aus. Wenn noch Platz im Rucksack ist, kann über die Mitnahme einer weiteren Powerbank mit 25 000 mAh nachgedacht werden. Das würde auch das gleichzeitige Wiederaufladen mehrerer Geräte zur selben Zeit ermöglichen. Alternativ, oder zusätzlich, ist ein faltbares Solarpanel mit etwa 20 Watt praktisch. Es kann in der Regel mittels Karabinerhaken außerhalb des Rucksacks befestigt werden. Das ermöglicht das permanente

Nachladen der Powerbank während des Marschs und nimmt im Innenraum des Rucksacks keinen Platz weg.

Kurbelradio

Um unterwegs neue Anweisungen der Behörden verfolgen oder Nachrichten hören zu können, sollte ein Kurbelradio mitgenommen werden. Es ist meist sehr klein, hat einen Akku und bestenfalls eine alternative Lademöglichkeit über das verbaute Solarmodul. Mittels Kopfhörer können auch ohne aufsehenerregende Geräusche Informationen gehört werden. Es sollte auch an das Ladekabel des Radios gedacht werden.

Stirnlampen als Ergänzung zu den Taschenlampen

Stirnlampen könnten die mitgeführten Taschenlampen ergänzen. Sie haben den Vorteil, dass beide Hände bei der Nutzung frei bleiben. Besonders empfehlenswert sind Modelle, die sich auf eine besonders niedrige Leuchtstärke herunterregeln lassen. Das schont unterwegs den Akku. Auch hier sollte das Ladekabel nicht vergessen werden.

Isolierendes Sitzkissen

Wenn irgendwo Rast gemacht wird, ist ein kalter oder nasser Boden sehr unangenehm. Hier schafft ein isolierendes Sitzkissen Abhilfe. Ist der Rucksack bereits zu voll, lässt es sich auch mittels Karabinerhaken an dessen Außenseite befestigen.

Verpflegung

Die mitgeführten Müsliriegel reichen nicht für längere Zeit. Erwachsene können meist noch mit dem Hungergefühl umgehen, bei Kindern hingegen wird der Hunger zu Beschwerden und schlechter Stimmung führen. Fruchtgummi enthält sehr viele Kalorien, ist relativ lange haltbar und schmeckt fast jedem. Je nach freier Verstaumöglichkeit könnten für diese Zwecke ein paar Tütchen eingepackt werden.

Tarp als Witterungsschutz

Wer wirklich auf alle möglichen Szenarien während einer länger andauernden Flucht vorbereitet sein möchte, könnte für die vierköpfige Familie ein bis zwei Tarps in der Größe 3x3 Meter mitnehmen. Mit einer solchen Plane kann ein wetterfester Unterschlupf aufgebaut werden. Im Gegensatz zu einem Zelt benötigen insbesondere Ultraleicht-Modelle kaum Platz im Rucksack und erhöhen sein Gesamtgewicht nur unwesentlich.

Notfallhandy

Ein ausgedientes Handy kann mit einer Prepaid-SIM-Karte ausgestattet und als Notfallgerät in den Fluchtrucksack gelegt werden. Hier sind dann alle wichtigen Telefonnummern und Anschriften abgespeichert (siehe Profi-Tipp Kapitel 3).

Das Evakuierungszentrum

Im Falle einer signifikanten Gefahrenlage kann es zu einer staatlich organisierten Unterbringung in einem Evakuierungszentrum kommen. Dabei bestehen wesentliche Unterschiede zwischen einer vorbereiteten und einer unvorbereiteten Evakuierung.

Vorbereitete Evakuierung

Grund zur Evakuierung gibt es beispielsweise bei einer beschädigten Gasleitung oder einem Fund von Weltkriegsmunition. Letzteres dürfte nahezu täglich in Deutschland der Fall sein. Weltkriegsmunition wird meist zufällig bei Bauarbeiten entdeckt.

Nachdem der Kampfmittelräumdienst informiert wurde, wird die Evakuierung der umliegenden Bevölkerung geplant. Über die lokalen Medien wird über den Bombenfund und die bevorstehende Evakuierung informiert. Meist werden sogar ein Bürgertelefon für Rückfragen eingerichtet und weiterführende Informationen veröffentlicht.

Am Tag der geplanten Bombenentschärfung gehen Rettungskräfte von Tür zu Tür und prüfen, ob alle Anwohner ihre Wohnungen verlassen haben. Patienten aus Krankenhäusern werden in umliegende Krankenhäuser verlegt. Hierfür ist in der Regel eine große Anzahl von Rettungsfahrzeugen im Einsatz. Der Rest der Bevölkerung wird meist in einer Sporthalle oder Schule in der Nähe untergebracht.

Viele nehmen das Angebot allerdings nicht in Anspruch, da sie lieber zu Freunden oder ins Hotel gehen. Daher ist in den Evakuierungszentren eher selten viel los. Diejenigen, die zum Beispiel eine Sporthalle aufsuchen, sind meist Senioren. Sobald die Bombenentschärfung abgeschlossen ist, kann die Wohnung wieder aufgesucht werden.

Unvorbereitete Evakuierung

Ganz anders stellt sich die Situation bei einer ungeplanten Evakuierung dar. Kommt es zu einem überregionalen Krisenfall, der mehrere Landkreise oder gar Bundesländer umfasst, könnte sich die Situation deutlich dramatischer und ungeordneter abspielen.

Umliegende Landkreise und Bundesländer können kaum zu Hilfe kommen, wenn sie selbst von der Krise betroffen sind. Das hat schwerwiegende Folgen für die Verfügbarkeit von Einsatzkräften und Material.

Nur wenige Kommunen unterhalten einsatzbereite Evakuierungszentren für echte Krisenfälle oder verfügen über ausgearbeitete Pläne. Selbst wenn Evakuierungen durchgeführt werden sollten, dürfte in den Unterkünften oftmals nichts vorbereitet sein. Hinzu kommen die Nervosität und demzufolge gereizte Stimmung bei den Evakuierten.

Evakuierungsunterkünfte ohne Komfort

Staatlich eingerichtete Evakuierungszentren sollen lediglich die Befriedigung der Grundbedürfnisse sicherstellen. Dazu gehören der Schutz vor Witterung, die Versorgung mit Nahrung und Getränken ab der zwölften Stunde Aufenthalt, ein paar sanitäre Anlagen und ein hauptverantwortlicher

Ansprechpartner vor Ort. Nicht dazu gehören beispielsweise Auflademöglichkeiten für mitgebrachte Kleingeräte oder ein Unterhaltungsangebot in Form von Fernseher oder Radio. Es gibt auch keine Duschen, keine besondere Verpflegung und auch kein Spielzeug für Kinder.

Evakuierungszentren mit Minimalausstattung

Gerade dann, wenn Evakuierungszentren dringend benötigt werden, stehen sie vermutlich nur ungenügend ausgestattet zur Verfügung. Wer seinen Fluchtrucksack dabeihat, wird wesentlich besser mit der Krisensituation klarkommen.

Fluchtrucksack-Zusatzausstattung für das Evakuierungszentrum

Falls eine Evakuierung aufgrund eines ernsten, großflächigen Krisenfalls bevorstehen sollte, empfiehlt es sich, die Ausrüstung im Fluchtgepäck zu erweitern. Befindet sich die bekannt gegebene Sammelstelle in der Nähe, könnte das Equipment auch in Tragetaschen mitgenommen werden. Neben der Mindest- und der ergänzenden Optimalausstattung könnten die nachfolgend beschriebenen Artikel den Aufenthalt im Evakuierungszentrum erträglicher machen:

Decke und Sichtschutz

Es ist ungewiss, ob eine Bettdecke für die Nacht oder gar ein Bett zur Verfügung gestellt werden kann. Zumindest jedoch sollte für alle Familienmitglieder eine dünne Fleecedecke oder ein Notfallschlafsack im Gepäck sein. Das Tarp aus der ergänzenden Optimalausstattung dient jetzt als Sichtschutz in einer möglichen Bettenreihe, um wenigstens etwas Privatsphäre zu haben.

Körperpflege

Es ist nicht zwangsläufig davon auszugehen, dass in dem Evakuierungszentrum Duschen vorhanden sind, geschweige denn eine ausreichende Anzahl an Toiletten, die regelmäßig gereinigt werden. Falls kein Toilettenpapier ausgegeben wird, kann auf die Rollen aus der Mindestausstattung zurückgegriffen werden.

Darüber hinaus sollte jedes Familienmitglied ein Paar Badelatschen und Handtücher dabeihaben. Je nach Größe der Handtücher lassen sich diese platzsparend vakuumieren. Es gibt auch stark getrocknete und zusammengepresste Handtücher in Tablettenform, die nach Wasserkontakt die ursprüngliche Größe zurückerhalten. Zwei Stücke Seife für die nötigste Körperpflege sollten ebenfalls mit eingepackt werden.

Zur Ruhe kommen

Eine volle Evakuierungsunterkunft kann sehr laut werden, und nicht jedes Gespräch möchte mitverfolgt werden. Um etwas zur Ruhe kommen zu können, gehören in jeden Rucksack Ohrstöpsel. Besser noch alte MP3-Player oder Musik auf dem Handy mit Kopfhörern.

Für den Fall der Nutzung elektronischer Geräte sollte sichergestellt werden, dass die mitgeführten Powerbanks schnell genug nachgeladen werden können.

Geschirr und Besteck

Falls Essen ausgegeben wird, sind unter Umständen nicht genügend Teller, Becher und Besteck verfügbar. Darum sollte jedes Familienmitglied diese Dinge in seinem Rucksack dabeihaben. Modelle aus Metall sind dabei besonders robust und können auch mal runterfallen. Einwandige Metallbecher sind auch zum Erhitzen von Wasser auf dem Feuer geeignet.

Spiele zur Unterhaltung

Zur Unterhaltung der Familie sollten Spiele mit wenig Platzbedarf mitgenommen werden. Dazu eignen sich insbesondere Karten- und Würfelspiele. Wenn genügend Strom mittels des Solarpanels oder der Steckdose vor Ort nachgeladen werden kann, sind Handyspiele sicher eine willkommene Abwechslung bei den Kindern.

Packliste für die Familien-Fluchtrucksäcke

Die nachfolgende Packliste zeigt zusammenfassend auf, was in die Fluchtrucksäcke der Familie gehört. Jedes Familienmitglied bekommt seinen eigenen Rucksack. Das Hauptgewicht wird von den Eltern getragen, wobei die Kinder zumindest einen Teil ihrer Ausstattung selbst dabeihaben. Je nach Größe und Kraft der Kinder müssen gegebenenfalls noch weitere Gegenstände bei den Eltern unterkommen, um die Kinderrucksäcke nicht zu schwer zu packen.

Checkliste Fluchtrucksack

Artikel	**Eltern #1**	**Eltern #2**	**Kind #1**	**Kind #2**	**Erledigt**
	Vater	*Mutter*	*12 Jahre*	*8 Jahre*	
Mindestausstattung:					
Rucksack (bis 40 l)	1x	1x			☐
Kinderrucksack (bis 20 l)			1x	1x	☐
Bargeld und ggf. Notfall-Kreditkarte	für Hotel und Ersatzkleidung				☐
SOS-Kapsel	1x	1x	1x	1x	☐
Dokumentenmappe (wie beschrieben)	1x				☐
Dokumentenmappe Back-up USB-Stick	1x	1x	1x	1x	☐
Familienfotos zur Familienzusammenführung	1x	1x	1x	1x	☐
Plastikflasche mit 0,5 l Wasser	2x	2x	1x	1x	☐

Artikel	**Eltern #1**	**Eltern #2**	**Kind #1**	**Kind #2**	**Erledigt**
Müsliriegel mit vielen Kalorien	5x	5x	5x	5x	☐
Wichtige individuelle Medikamente	1x	1x	1x	1x	☐
Ersatzbrille/ Kontaktlinsenpflege	je nach Bedarf				☐
Kfz-Verbandskasten		1x			☐
Rettungsdecke	1x	1x	1x	1x	☐
Zahnbürste und Zahnpasta	1x	1x	1x	1x	☐
Toilettenpapier	1x	1x	1x	1x	☐
Feuerzeug	1x	1x			☐
Taschenmesser	1x	1x			☐
Notizblock aus wasserfestem Papier	1x	1x	1x	1x	☐
Bleistift und Permanentmarker	1x	1x	1x	1x	☐
Umgebungskarte	1x				☐
Taschenlampe	1x	1x	1x	1x	☐
Ladekabel/ Ersatzbatterien Taschenlampe	1x	1x	1x	1x	☐
Ladekabel Handy	1x	1x	1x		☐
Powerbank 25 000 mAh		1x			☐
Ersatzkleidung (vakuumiert)	2x	2x			☐
Regenponcho	1x	1x	1x	1x	☐

Fortsetzung nächste Seite

Fortsetzung

Artikel	**Eltern #1**	**Eltern #2**	**Kind #1**	**Kind #2**	**Erledigt**
Ergänzende Optimalausstattung:					
Ersatzschuhe	1x	1x	1x	1x	☐
Strohhalmwasser-filter	1x	1x	1x	1x	☐
Plastikflasche mit großer Öffnung	1x				☐
Kl. Flasche Hand-desinfektionsmittel	1x	1x	1x	1x	☐
Weitere Powerbank 25 000 mAh	1x				☐
Faltbares Camping-Solarpanel 20 Watt		1x			☐
Kleines Kurbelradio mit Kopfhörern	1x				☐
Ladekabel für Kurbelradio	1x				☐
Stirnlampe mit Ladekabel	1x	1x			☐
Isolierendes Sitzkissen	1x	1x	1x	1x	☐
Mehrere Tüten Fruchtgummi	ausreichend zwei Tage für Familie	☐			
Tarp 3x3 m	1x	1x			☐
Ersatzhandy mit Prepaid-SIM	1x				☐

Artikel	**Eltern #1**	**Eltern #2**	**Kind #1**	**Kind #2**	**Erledigt**
Zusatzausstattung für Evakuierungszentrum:					
Fleecedecke/Notfallschlafsack	1x	1x	1x	1x	☐
Badelatschen	1x	1x	1x	1x	☐
Handtuch (vakuumiert)	1x	1x	1x	1x	☐
Stück Seife	1x	1x			☐
Ohrstöpsel/Kopfhörer fürs Smartphone	1x	1x	1x	1x	☐
Karten-, Würfel- und Handyspiele	1x	1x	1x	1x	☐
Einwandiger Leichtmetall-Trinkbecher	1x	1x	1x	1x	☐
Teller aus Metall	2x	2x			☐
Campingbesteck aus Edelstahl mit Dosenöffner	1x	1x	1x	1x	☐

Heimkehrrucksack

Der Fluchtrucksack mit der erweiterten Optimalausstattung lässt sich auch als sogenannter »Heimkehrrucksack« nutzen. Er kann im Auto deponiert und im Krisenfall für die Rückkehr nach Hause genutzt werden. Ergänzend dazu werden noch Schuhe, eine Jacke und Wolldecke im Kofferraum untergebracht. Die Dokumentenmappe mit Back-up-USB-Stick wird nicht mitgeführt.

4.2 Familienzusammenführung mit Kindern

Das Zusammenleben ist bei den meisten Familien sehr strukturiert, und im Alltag geht alles seinen gewohnten Gang. Die Kinder gehen morgens in die Schule oder Kita, die Eltern zur Arbeit. Am Nachmittag oder Abend kommen alle wieder zurück nach Hause oder wurden zu festen Zeiten abgeholt. Diese eingespielte Routine funktioniert nicht mehr, sobald ein plötzlicher Krisenfall eingetreten ist. Dies kann beispielsweise bei extremen Wetterlagen wie Starkregen geschehen oder auch bei einem großflächigen Stromausfall. Tritt eine solche Situation ein, sind zuvor erstellte Familienzusammenführungspläne nützlich.

Während der Schul- und Arbeitszeit

Als ersten Schritt gilt es, Kontakt mit der Kita bzw. Schule aufzunehmen. Mittlerweile haben fast alle diese Einrichtungen Notfallpläne vorbereitet, die den eigenen Betrieb und die Sicherheit der Kinder gewährleisten sollen. Diese Pläne sollten angefragt und in schriftlicher Form zu Hause hinterlegt werden.

Die vielleicht entscheidendste Information in den Plänen ist, ob die Kinder im Krisenfall nach Hause geschickt werden oder nicht. Bei kleineren Kindern wird das verständlicherweise nicht der Fall sein, bei Jugendlichen ist es aber durchaus vorstellbar.

Kinder bleiben in der Kita bzw. Schule

Normalerweise können die Eltern bei vielen Einrichtungen selbst bestimmen, ob die Kinder im Krisenfall nach Unterrichtsschluss nach Hause gehen dürfen oder abgeholt werden. Es ist in den meisten Situationen besser, wenn die Kinder in der Schule bleiben! Zum einen wissen die Eltern dann genau, wo die Kinder sind, zum anderen sind die Kinder in Sicherheit, falls es unmöglich sein sollte, sie abzuholen. Es ist davon auszugehen, dass sich die örtlichen Behörden und Rettungskräfte mit Priorität um die Kinder kümmern werden.

> **Kinder in der Schule und Kita lassen**
>
> Tritt der Krisenfall plötzlich während des Schulunterrichts oder der Kitazeit ein, sind Kinder in der jeweiligen Einrichtung am sichersten aufgehoben!

Abholung der Kinder organisieren

Das Herausforderndste in einer solchen Situation wird die Abholung der Kinder durch die Eltern sein. Während sich die Schulen und Kitas meist in der Nähe der Wohnung befinden, ist der Arbeitsplatz der Eltern oftmals weit entfernt. Straßen sind vielleicht nicht wie gewohnt befahrbar, oder der öffentliche Nahverkehr funktioniert nicht mehr. Schlimmstenfalls muss der Heimweg von den Eltern zu Fuß angetreten werden, was viel Zeit in Anspruch nehmen kann.

Solange das Mobilfunknetz funktioniert, können die Ehepartner, Einrichtungen und vielleicht sogar Kinder informiert werden, und alles ist nur halb so schlimm.

Wichtige Telefonnummern immer zur Hand haben

Jedes Elternteil muss die Telefonnummern von Schule und Kita im Handy eingespeichert haben – am besten noch mit direkten Durchwahlen statt nur der zentralen Nummer, falls Leitungen dauerhaft besetzt sein sollten.

Wer holt welches Kind ab?

Für den Fall, dass kein Mobilfunknetz zur Verfügung steht, sollte vorab mit dem Ehepartner und den Kindern abgestimmt sein, wer welches Kind abholt. So könnte beispielsweise Elternteil A von der Arbeit direkt zur Kita fahren, während Elternteil B sich um das Kind in der Grundschule kümmert. Derjenige, der zuerst wieder zu Hause ist, versucht dann sein anderes Kind abzuholen und hinterlegt eine entsprechende Notiz im Haus. Diese ist für den anderen Elternteil gedacht, damit er sich keine Sorgen machen muss, falls er zwischenzeitlich zu Hause ankommt.

Eine solche Vorgehensweise erfordert, dass das bereits abgeholte Kind eine gewisse Zeit allein zu Hause bleibt. Je nach Krisenfall muss individuell entschieden werden, ob es zur Abholung mitgenommen werden soll oder nicht. Idealerweise sind vertraute Nachbarn oder die Großeltern verfügbar, die sich in der Zwischenzeit kümmern können. Der Elternteil, der dann zu spät zur Abholung kommt, erfährt in der Schule/Kita, dass sein Kind bereits abgeholt wurde, und tritt den Heimweg an.

Wetterbericht im Blick behalten

Für die Eltern ist es überaus wichtig, angekündigte Extremwetterereignisse nicht zu unterschätzen! Werden im Wetterbericht entsprechende Warnungen ausgegeben, ist es besser, gleich zu Hause zu bleiben und sich beim Arbeitgeber abzumelden. Ist der Krisenfall plötzlich während der Arbeitszeit entstanden, sollte so schnell wie möglich die Abholung der Kinder beginnen. Es gibt in einer solchen Situation nichts Wichtigeres!

Außerhalb der Schul- und Arbeitszeit

Während der Schulzeit ist klar, wo die Kinder abgeholt werden können. Tritt der plötzliche Krisenfall aber beispielsweise am Wochenende ein, kann die Familienzusammenführung problematisch werden.

Suche nach den Kindern

In der Regel ist den Eltern bekannt, wo sich die eigenen Kinder aufhalten. Oftmals sind sie zum Spielen mit Freunden verabredet oder gehen – abhängig vom Alter – anderen

Freizeitaktivitäten nach. Solange das Mobilfunk-/Telefonnetz funktioniert, kann die Abholung telefonisch geregelt werden. Ist eine telefonische Rücksprache nicht mehr möglich, wird der vermutete Aufenthaltsort umgehend aufgesucht. Ist das Kind jedoch nicht dort, beginnt die Suche. Spätestens jetzt würde sich eine gute Vorbereitung auszahlen.

Der Aktionsradius von Kindern ist in der Regel auf ein relativ kleines Umfeld beschränkt. Innerhalb dieses Umfelds gibt es Punkte, die besonders häufig aufgesucht werden. Das können die Wohnungen der Freunde sein, regelmäßig genutzte Haltestellen des öffentlichen Nahverkehrs, Vereinsheime, Supermärkte oder sonstige Treffpunkte. Diese Orte werden als Sammelpunkt mit den Kindern vorher besprochen und festgelegt.

Die Notfallregelung könnte so aussehen, dass im Krisenfall einer der Orte aufgesucht werden muss und dort so lange gewartet wird, bis die Eltern kommen. Ist dies nicht möglich, weil vielleicht ein Bereich überflutet ist oder unsicher wirkt, sollten in der Nähe Hinweise hinterlegt werden. Idealerweise schriftlich auf einem Zettel oder mit dem Permanentmarker auf einer freien Fläche.

Während der Suche können Eltern und Kinder eine Spur aus Hinweisen, ähnlich wie bei einer »Schnitzeljagd«, legen. Beispielsweise auf farbigen Kunststoffkarten, da diese wetterbeständig sind. Diese enthalten Angaben wie Uhrzeit zum Zeitpunkt des Hinterlegens, nächster angesteuerter

Sammelpunkt und natürlich den eigenen Namen. Besonders sichtbar sind die Kärtchen, wenn sie auf Augenhöhe festgeklebt werden. Sofern die üblichen Wege des Kinds genutzt werden, ist es durchaus wahrscheinlich, dass es die Zettel findet.

Rettungskräfte aktiv kontaktieren

Diese »Schnitzeljagd-Variante« ist eine Möglichkeit zum Finden der Kinder, wenn ein echter Ernstfall eingetreten ist. Normalerweise sind gerade in einer Krise überall Rettungskräfte präsent, die von gestrandeten Kindern um Hilfe gebeten werden können. Darum sollten Eltern auf der Suche auch immer wieder die Rettungskräfte befragen, die sich über Funk informieren können.

Die Familienzusammenführung im Krisenfall ist vielleicht der anspruchsvollste Teil der Krisenvorsorge. Die familiären Umstände sind so individuell, dass eigene Pläne und Notfallregeln erstellt werden müssen. Außerdem dürfte kaum etwas den Stresslevel so ansteigen lassen wie verloren gegangene Kinder. Es sollten im Vorfeld Treffpunkte und die Art der Hinweisgebung festgelegt werden. Wer optimal vorbereitet sein möchte, spielt die »Schnitzeljagd-Variante« und das Wiederfinden durch. Nur die daraus gewonnenen Erkenntnisse führen zur bestmöglichen Vorbereitung.

Wie die Evakuierung von Angehörigen in einem Altenheim während eines Blackouts vorbereitet werden kann, wird in Kapitel 6.2 beschrieben.

5
Gut versichert gegen Naturkatastrophen

In Deutschland bereitet sich die Bevölkerung vor allem mittels Versicherungen auf die Folgen persönlicher Krisen vor. Das Statistische Bundesamt hat ermittelt, dass die Deutschen 2019 dafür durchschnittlich etwa 1500 Euro pro Jahr ausgegeben haben. Das sind gut 3,4 Prozent des verfügbaren Nettoeinkommens. Der Großteil dieser Ausgaben geht in die Kfz- und private Krankenzusatzversicherung. Aber auch Schaden- und Unfallversicherungen spielen für viele Familien eine große Rolle.

Obwohl viel Geld für Versicherungen ausgegeben wird, hält der Gesamtverband der Deutschen Versicherungswirtschaft viele Haushalte für nicht ausreichend gegen existenzielle Risiken geschützt. Vor allem Haushalte mit geringem Einkommen gelten als unzureichend abgesichert.

Auch wenn private Haftpflichtversicherungen und dergleichen sehr wichtig sind, soll es an dieser Stelle um die Bedeutung der

Hausrat- und Wohngebäudeversicherung gehen. Diese werden vor allem im Naturkatastrophenfall beansprucht.

5.1 Hausratversicherung

Mit einer Hausratversicherung werden alle beweglichen Gegenstände in der Wohnung versichert. Bildlich gesprochen ist alles versichert, was beim Umdrehen des Hauses herausfallen würde. Die Hausratversicherung zahlt generell nach einem Wohnungseinbruch, bei Leitungswasserschäden, Brand- oder Elektronikschäden nach Blitzeinschlag. Der Schutz gegen Umweltgefahren beziehungsweise Naturkatastrophen ist in der Regel nicht in der Absicherung enthalten!

Elementarschäden mitversichern

Die Hausratversicherung sollte um die Abdeckung von Elementarschäden erweitert werden. Dann sind beispielsweise auch die Gefahren, die aus Erdrutsch, Schnee, Erdbeben und Überschwemmungen nach Starkregen sowie Hochwasser entstehen, eingeschlossen.

Wenn der Schadenfall, zum Beispiel nach einem Starkregenereignis, eingetreten ist, gilt es, die Versicherung zu kontaktieren und Ansprüche geltend zu machen. Damit die

Regulierung möglichst reibungslos erfolgt, sollten folgende Punkte beachtet werden.

Folgeschäden vermeiden und Besitz dokumentieren

Zuerst gilt es, den Schaden nicht unnötig größer werden zu lassen. Das bedeutet, dass beispielsweise eingedrungenes Wasser abgepumpt und beseitigt werden sollte. Im Vorfeld müssen jedoch Fotos zum Beweis gemacht werden. Im Zweifel kann jedes Detail helfen, eigene Ansprüche durchzusetzen.

Sind Türen oder Fenster beschädigt, müssen auch diese provisorisch wiederverschlossen werden. Auch sollten Möbel und andere Einrichtungsgegenstände nicht unnötig lange im Wasser stehen bleiben, wenn sich das vermeiden lässt. Ansonsten besteht Gefahr für eine Diskussion darüber, ob der Geschädigte nicht womöglich selbst verantwortlich für einen Teil der Schäden ist.

Abstimmung mit dem Versicherer

Spätestens nach den Aktionen zum Vermeiden von Folgeschäden ist der Versicherer anzurufen und das weitere Vorgehen genau abzustimmen. Es sollte von jedem Gespräch ein Protokoll angefertigt werden. In diesem werden sowohl die Namen der Gesprächspartner festgehalten als auch, wann genau (Datum mit Uhrzeit) über welche Telefonnummer Kontakt aufgenommen wurde. Des Weiteren beinhaltet das Protokoll natürlich Notizen zu jenen Punkten, die vereinbart wurden.

Je früher der Versicherer eingeschaltet wird, desto besser. Ansonsten könnte ein sogenanntes »schuldhaftes Verzögern« vorgeworfen werden. Wenn es gar nicht anders geht, sollte der Versicherer zumindest per Mail informiert werden.

Versicherungsdaten griffbereit haben

Gerade bei Schäden aufgrund einer Naturkatastrophe kann es schwierig sein, schnell die Kontaktdaten der Versicherung zu finden. Darum sollte eine Liste mit allen Versicherungen inklusive Telefonnummern, E-Mail-Adressen, Kunden- und Vertragsnummern erstellt werden. Die Liste sollte idealerweise in der Daten-Cloud abgespeichert und über das Handy abrufbar sein. Ansonsten reicht ein Ausdruck der Liste ebenso aus.

Nicht vorschnell mit der Schadensbeseitigung beginnen
Ist es bereits zum Schaden an Einrichtungsgegenständen gekommen, sollten diese noch nicht entsorgt werden. Der Versicherer oder ein Sachverständiger möchte sich den Schaden vielleicht vor Ort anschauen. Von allen beschädigten Gegenständen sollten Fotos angefertigt werden. Je mehr, desto besser. Auch sollte die Einrichtung nicht umgestellt werden, damit der Schaden besser von der Versicherung nachvollzogen werden kann.

Schadensliste

Der erste Schock ist überstanden, und der Versicherer signalisiert bestenfalls kooperatives Verhalten. Doch nun geht es ans Eingemachte, was bei den Versicherten häufig zu Verzweiflung führt. Alle beschädigten Güter müssen nicht nur aufgelistet, sondern auch deren Besitz, Kaufzeitpunkt und Wert belegt werden. Das bedeutet, dass eine Schadensliste mit allen Artikeln kurzfristig zusammengestellt werden muss. Dazu gehören auch die entsprechenden Kauf- und Zahlungsbelege plus Fotonachweise.

Dokumentation für die Versicherung

Um im Notfall eine Schadensliste vorlegen zu können, sollte vor dem Schadenfall eine Dokumentation beziehungsweise Liste über den versicherten Besitz angefertigt werden. Hierzu werden alle Wertgegenstände fotografiert, am besten zusammen mit der Rechnung oder Quittung vom Kauf. Anschließend ist jeder Raum im Haus oder in der Wohnung zu fotografieren, um alle weiteren Gegenstände zu erfassen. Auch die Schrankinhalte müssen fotografiert werden.

Haben Sie das bisher nicht getan, sollten Sie ab jetzt bei Neuanschaffungen den Kaufbeleg aufbewahren und zumindest ein Handyfoto davon in der Daten-Cloud abspeichern.

5.2 Wohngebäudeversicherung

Die Wohngebäudeversicherung zahlt nur für Schäden am Haus und nicht für »bewegliche« Gegenstände, die darin enthalten sind. Jeder Wohneigentumsbesitzer sollte eine entsprechende Versicherung abschließen, da mögliche Schäden meist nicht aus eigener Finanzkraft heraus bezahlt werden könnten.

Die meisten Verträge versichern Schäden infolge von Feuer, Hagel, Sturm und Leitungswasser. Analog zur Hausratversicherung sind Elementarschäden durch Umwelt- und Naturkatastrophen jedoch in der Regel nicht mitversichert. Diese Erfahrung haben leider viele Menschen im Ahrtal 2021 machen müssen, als die Versicherer nicht zahlen wollten. Ist das Haus mit Wasser vollgelaufen, ist es oftmals irreparabel beschädigt und somit ein Totalverlust. Wer dann nicht richtig versichert ist, dem droht finanziell der Ruin.

Zunehmendes Risiko durch Klimawandel

Vor allem Naturkatastrophen, wie Starkregen, werden durch den Klimawandel zunehmen und große Schäden verursachen. Dabei besteht das Überschwemmungsrisiko nicht nur in Hanglagen und schmalen Tälern. Auch in Muldenlagen, die zunächst gar nicht als solche zu erkennen sind, drohen Überschwemmungen.

Zur Ermittlung des Individualrisikos kann man auf der Website des Gesamtverbands der Deutschen Versicherungswirtschaft e. V. (GDV) einen postleitzahlenbezogenen Naturgefahren-Check machen.

6
Stromausfall/»Blackout«

Bei einem Blackout handelt es sich um einen plötzlichen, großflächigen Strom- und Infrastrukturausfall. In dem Zusammenhang wird meist davon ausgegangen, dass mehrere Staaten, oder zumindest mehrere Bundesländer, gleichzeitig betroffen sind. Dies hat zur Folge, dass kaum Hilfe von außen angefordert werden kann und die Versorgung der Bevölkerung zusammenbricht.

Was sind eigentlich »Brownouts«?

Während der Energiekrise im Jahr 2022 wurde oft über mögliche »Brownouts« gesprochen. Dabei handelt es sich um geplante, regional begrenzte Stromabschaltungen, die einige Stunden andauern können. Diese können nötig sein, wenn beispielsweise aufgrund eines Brennstoffmangels für Kraftwerke nicht ausreichend Strom produziert werden kann.

Müssen wir einen Blackout fürchten?

Bis jetzt gab es in Deutschland noch keinen Blackout, sondern höchstens regional beschränkte Stromausfälle. Ende 2005 kam es jedoch im Münsterland aufgrund starker Schnee- und Eisregenfälle zu umgeknickten Strommasten. In der Folge fiel der Strom tagelang für etwa 250 000 Menschen in 25 Gemeinden aus.

Der Starkregen in der Verbandsgemeinde Ahrweiler führte 2021 zu einem sehr langen Stromausfall. Selbst nach drei Wochen konnte das Stromnetz noch nicht vollständig wiederhergestellt werden. Neben der öffentlichen Infrastruktur waren auch viele Hausanschlüsse beschädigt.

Stromausfall-Statistik

Die Stromversorgung funktioniert in Deutschland sehr zuverlässig. Die durchschnittliche Ausfallzeit lag im Jahr 2021 bei 12 Minuten und 45 Sekunden je Einwohner. Dabei ist allerdings zu bedenken, dass längere Stromausfälle aufgrund von Naturkatastrophen (wie im Ahrtal) nicht berücksichtigt wurden, was zu einer tendenziell eher zu kurz angegebenen Ausfallzeit führt.

Sabotage als ernst zu nehmendes Risiko

Neben dem Wetter stellen Cyberangriffe und Sabotage eine zunehmende Gefahr für das Stromnetz dar. Im Februar 2023 wurde beispielsweise bekannt, dass ein russisches Schiff in der Nordsee Offshore-Windkraftanlagen in belgischem und niederländischem Hoheitsgebiet ausgekundschaftet hat. Verantwortliche Geheimdienstsprecher haben die Sorge geäußert, dass womöglich Sabotageakte vorbereitet wurden. Eine plötzliche Unterbrechung der Offshore-Stromerzeugung könnte schlimmstenfalls zu einem Blackout führen.

Herausforderungen für das Stromnetz

Historisch betrachtet wurde das Stromnetz für große Kraftwerke konstruiert, die kontinuierlich die gewünschte Menge Strom produzieren. Die Stromerzeugung aus Kraftwerken mit fossilen Brennstoffen geht allerdings kontinuierlich zurück, um den Klimawandel nicht weiter zu befeuern. Der Strom wird zunehmend kleinteilig in Form von Photovoltaik- und Windkraftanlagen erzeugt. Die mögliche Stromerzeugung ist jedoch an das wechselhafte Wetter geknüpft, wofür das Stromnetz noch nicht ausreichend vorbereitet ist. Zudem wird mit einem stetig steigenden Strombedarf gerechnet. Insbesondere Heizungen und Verkehr sollen schrittweise vom Betrieb mit fossilen Energieträgern auf Strom umgestellt werden.

Gasmangellage kann Blackout-Risiko erhöhen

Ende 2022 wurde viel über eine mögliche Gasmangellage diskutiert. Gerade in den Wintermonaten, wenn erneuerbare Energien weniger Strom erzeugen, sind wir auf Gaskraftwerke angewiesen. Ist zu wenig Gas verfügbar oder kann dieses nicht zielgenau aus den Gasspeichern verteilt werden, kann es theoretisch auch zum Blackout kommen.

> ### Was ist eine »Dunkelflaute«?
> Insbesondere im Winter wird wenig Strom über Photovoltaikanlagen erzeugt. Ist zeitgleich kein Wind zum Betrieb der Windkraftanlagen vorhanden, wird von einer »Dunkelflaute« gesprochen. Tritt sie mehrere Tage in Folge auf, kann dies das Blackout-Risiko erhöhen.

Ausfall der Telekommunikation
Ohne Strom funktioniert fast nichts mehr, und das alltägliche Leben kommt zum Erliegen. Schon nach kurzer Zeit fällt in einer solchen Situation die gesamte Telekommunikation aus. Zwar sind viele Bestandteile der Netzinfrastruktur mit Notstrom in Form von Aggregaten und Batterien abgesichert, doch die halten nur begrenzte Zeit. Je nach Netzbelastung funktioniert weder das Mobilfunk- noch das Festnetz. Es sind keine telefonischen Abstimmungen mit der Familie möglich, und das Internet ist offline.

Schwierigkeiten bei der Lebensmittelversorgung
Die meisten Kassensysteme in den Supermärkten werden bei einem Stromausfall nicht mehr funktionieren. Selbst in

Märkten mit Notstrom ist fraglich, ob die Kassen gegebenenfalls auch ohne Internetanbindung betriebsfähig sind. Wenn überhaupt, wird nur noch Bargeld akzeptiert. Damit einhergehend ist die Versorgung mit Lebensmitteln nur noch eingeschränkt möglich.

Verkauf im Supermarkt während des Blackouts

In Österreich ist vorgesehen, dass die meisten größeren Supermarktketten sofort nach Eintritt des Blackouts den Laden schließen. Am Folgetag dürfen sich zuerst Rettungskräfte und Behörden mit allem Nötigen eindecken. Ab ca. 10.00 Uhr ist dann der Barverkauf von fertig gepackten Lebensmitteltüten, die überwiegend verderbliche Ware enthalten, angedacht. Die am dritten Tag noch verfügbare Ware soll ebenfalls in fertig gepackten Tüten außerhalb der Supermarkträumlichkeiten verkauft werden.

Bargeld im Krisenfall

Wer im Blackout kein Bargeld zur Verfügung hat, wird es vermutlich auch nicht mehr aus dem Geldautomaten beschaffen können. Viele Bankautomaten werden nicht oder nur noch für kurze Zeit funktionieren. Es ist mit langen Schlangen vor den Automaten zu rechnen, die sich schnell leeren und nicht wieder aufgefüllt werden. Eine Bargeldabhebung am Schalter kommt nicht in Betracht, da vermutlich alle Banken umgehend schließen werden.

Probleme bei Tankstellen und öffentlichen Verkehrsmitteln

Wer mit dem Auto unterwegs ist und nachtanken muss, wird überrascht sein. Laut des Tankstellen-Interessenverbands e. V. (TIV) haben die meisten Tankstellen aus Kostengründen keine Notstromversorgung für die Kraftstoffpumpen. Doch selbst wenn eine der ganz wenigen funktionsfähigen Tankstellen gefunden werden sollte, dürfte diese für Einsatzkräfte und Behörden vorgesehen sein.

Aber auch Fahrten mit öffentlichen Verkehrsmitteln könnten Probleme bereiten. Ohne Strom können Straßenbahnen, U-Bahnen und Züge nicht fahren. Die ausgefallenen Ampeln und damit einhergehenden Unfälle belasten Auto- wie auch Busfahrer.

Heizung und Produktion fallen aus

In fast allen Wohnungen fallen die Heizungen aus. Auch wer nicht direkt mit Strom heizt, wird betroffen sein. Die meisten Heizungsarten benötigen Strom für den laufenden Betrieb. Auch die Wasserversorgung gerät bei nicht ausreichend ausgestattetem Notstrombetrieb unter Druck.

Sogar der Großteil der Produktion wird eingestellt werden müssen. Ohne Strom lässt sich nichts herstellen.

Signale eines bevorstehenden Blackouts

Ein Blackout lässt sich kaum im Vorfeld erkennen. Allerdings gibt es Signale, die auf ein solches Ereignis hindeuten könnten. Dies ist beispielsweise der Fall, wenn in den Medien verstärkt über Probleme mit der Energieversorgung und Ausfall von Kraftwerken berichtet wird. Auch kleinere Stromausfälle, Stromrationierungen und geplante Stromabschaltungen im benachbarten Ausland könnten erste Anzeichen für einen bevorstehenden Blackout sein. Spätestens dann sollte die eigene Blackout-Vorbereitung abgeschlossen werden.

Ob es sich um einen vorübergehenden Stromausfall oder einen ernsthaften Blackout handelt, lässt sich im ersten Moment kaum feststellen. Hierzu ist am besten das für die Vorsorge angeschaffte Radio einzuschalten und auf die Nachrichten zu warten. Wenn alle Radiosender, insbesondere auch die Privatsender, verfügbar sind und keine besonderen Zwischenmeldungen erfolgen, handelt es sich wohl nicht um einen Blackout. Ansonsten ist davon auszugehen, dass zumindest die staatlichen Sender entsprechende Durchsagen machen würden.

Hochfahren nach dem Blackout

Ist nach dem Blackout wieder Strom verfügbar, wird es einige Zeit dauern, bis alles wieder seinen gewohnten Gang geht. Supermärkte müssen erst einmal wieder die eigene Logistik synchronisieren, Fabriken haben womöglich Schäden an den Maschinen, die repariert werden müssen, und alle

IT-Systeme müssen erfolgreich wieder hochgefahren werden können.

Es gibt eine Reihe von nachgelagerten Problemen, für die der Lebensmittelvorrat im Wesentlichen angeschafft wird. Der Blackout selbst würde vermutlich nur wenige Tage oder Stunden dauern. Die Folgeerscheinungen jedoch können Wochen oder gar Monate feststellbar sein.

6.1 Vorbereitung

Materielle Ausrüstung für den Blackout

Grundlage der Vorbereitung auf den Blackout sind die bereits angelegten Nahrungsmittelvorräte sowie die vorhandene medizinische Ausstattung (siehe Kapitel 1 und 2). Darüber hinaus sollte für solche Fälle über die Anschaffung von weiterem Equipment nachgedacht werden. Vorschläge hier am Beispiel einer vierköpfigen Familie.

Auflademöglichkeiten

Powerbanks bieten eine gute Möglichkeit, Kleingeräte wie Taschenlampen und akkubetriebene Radios aufzuladen. Dabei sollten diese eine hohe Kapazität von 25 000 mAh haben und entsprechende Ladekabel zur Verfügung stehen. Auch starke Powerbanks sind häufig bereits nach wenigen Malen Nachladen des Smartphones und anderer Geräte leer.

Je nach Anzahl der aufzuladenden Geräte und Familienmitglieder sollten vier Powerbanks – besser noch acht – für einen Zeitraum von zehn Tagen vorhanden sein. Kleine, faltbare Camping-Solarpanels ermöglichen das Nachladen, sofern die Sonneneinstrahlung ausreicht.

Sollen mehrere Powerbanks gleichzeitig nachgeladen werden, empfiehlt sich die Anschaffung eines weiteren Camping-Solarpanels.

Batterien für Kleingeräte

Wer hingegen viele Kleingeräte mit austauschbaren Batterien besitzt, kommt unter Umständen mit weniger Powerbanks aus und benötigt stattdessen Ersatzbatterien. Hier sollte jedes Gerät für einen Zeitraum von zehn Tagen täglich neue Batterien bekommen können. Wer herkömmliche wiederaufladbare AA- und AAA-Akkus nutzen möchte, kann diese ebenfalls mit einem Solarpanel nachladen. Hierzu wird ein Ladegerät benötigt, das mittels USB-Anschluss betrieben wird. Statt das USB-Kabel über ein Netzteil an die Steckdose anzuschließen, kann es in den USB-Port des Solarpanels gesteckt werden.

Taschenlampen

Unverzichtbar sind Taschenlampen für jedes Familienmitglied. Darüber hinaus werden bestenfalls weitere an festen Plätzen im Haus deponiert.

Ohne Strom gibt es kein Licht im Haus, und das Verletzungsrisiko steigt enorm. Stirnlampen sind eine gute Ergänzung, da sie das Arbeiten mit beiden Händen ermöglichen. Bei beiden Varianten sollte der Stromverbrauch nicht unterschätzt werden und genügend Powerbanks zum Nachladen vorhanden sein.

Notfallradio

Das Kurbelradio mit Akku und fest verbautem Solarpanel ermöglicht den Empfang von Nachrichten im Radio. Unter Umständen ist dies die einzige Möglichkeit, an verlässliche Informationen zur Krisenlage zu kommen. Viele dieser Geräte sind leider von sehr minderwertiger Qualität und werden nur eine kurze Lebensdauer haben. Alternativ lohnt sich daher vielleicht die Anschaffung eines Radios, das auch Kurzwelle (KW) empfangen kann. Auch wenn es weltweit immer weniger Sender in diesem Frequenzbereich gibt, sind noch einige auf Sendung. So können auch Informationen aus dem weiter entfernten Ausland empfangen werden. Die Empfangsqualität vieler KW-Radios lässt sich mit einer längeren Antenne verbessern.

Bargeld

Falls der Einkauf in Geschäften noch möglich sein sollte, wird wahrscheinlich nur Bargeld akzeptiert werden. Daher sollte für Notkäufe Bargeld (Münzen und Scheine in kleiner Stückelung) im Haushalt verfügbar sein. Wie viel genau, muss individuell entschieden werden. Im Zweifel sollte es für Einkäufe der nächsten zehn Tagen ausreichen, auch wenn der Einkauf in der Praxis vielleicht nicht mehr möglich sein wird.

Edelmetalle sind als Zahlungsmittel ungeeignet

Die Anschaffung von Edelmetallen wie Gold und Silber als alternative Zahlungsmittel in Krisenzeiten ist normalerweise nicht sinnvoll. Die Stückelung von Münzen und Barren ist meist viel zu groß. Zudem kennt sich kaum jemand mit Begrifflichkeiten wie beispielsweise Unze, Känguru und Maple Leaf aus, was die breite Akzeptanz als Zahlungsmittel erschweren dürfte.

Kochen ohne Strom

Zum Zubereiten der angelegten Reis- und Nudelvorräte wird eine alternative Kochmöglichkeit benötigt. Hier bietet sich ein Camping-Gaskocher an, den es auch als größere Variante mit zwei Kochstellen gibt. Betrieben wird er meist mit den kleineren Gaskartuschen (227 Gramm). Für einen Zeitraum von zehn Tagen sollte täglich eine frische Kartusche zur Verfügung stehen.

Die Anwendung im Innenraum ist wegen der Entstehung des giftigen Kohlenmonoxids und Brandgefahr mit besonderer Vorsicht durchzuführen. Der Kocher sollte auf einer feuerfesten Unterlage, wie beispielsweise einem Backblech, betrieben werden. Installierte CO_2-Warner weisen auf einen zu hohen Kohlenmonoxidgehalt in der Raumluft hin. Wichtig ist, dass bei der Verwendung des Kochers ausreichend gelüftet wird.

Optional kann auch ein ESBIT-Kocher mit Trockenbrennstoff angeschafft werden. Er ist relativ günstig zu bekommen und eine wertvolle Alternative, falls der Gaskocher nicht mehr funktionieren sollte. Der ESBIT-Kocher darf allerdings nur im Außenbereich eingesetzt werden.

Warme Milch für das Baby

Babys und Kleinkinder mögen gerne warme Milch, auch wenn es mal eine Stromunterbrechung geben sollte. Die dafür nötigen Flaschenwärmer haben meist eine Heizleistung um die 100 Watt. Dies kann ohne Weiteres mit kleineren, günstigen Solargeneratoren beziehungsweise Powerbanks mit Steckdose bereitgestellt werden. Das Wiederaufladen ist mittels Solarpanel möglich.

Notheizung

Bei einem Blackout im Winter wird es in der Wohnung aufgrund des Heizungsausfalls sehr kalt werden. Als Alternative empfiehlt sich eine mobile Gasheizung mit Sauerstoffmangelsicherung. Diese sollte für die Anwendung im Innenraum zugelassen sein. Wie bei dem Gaskocher gilt, dass der Betrieb auf einer feuerfesten Unterlage und bei guter Lüftung erfolgen muss. Meist kommen die größeren EN417-Schraubkartuschen zum Einsatz, wovon pro Tag mindestens eine Kartusche verfügbar sein sollte.

Die Notheizung lässt sich auch mit herkömmlichen Gasflaschen statt Kartuschen betreiben. Hierfür muss ein entsprechender Gasschlauch angeschafft werden. Ist der Druckminderer nicht fest in der mobilen Heizung verbaut, so muss auch dieser angeschafft werden (siehe auch Profi-Tipp Kapitel 8).

Warme Decken und Schlafsäcke

Gegen Kälte schützen auch Wolldecken. Vor allem die sogenannten Armeedecken sind aufgrund ihrer Größe, Qualität und des Preis-Leistungs-Verhältnisses besonders zu empfehlen. Leider riechen die neuen Decken recht unangenehm. Der Geruch lässt sich aber durch mehrfaches Waschen und die Benutzung eines Weichspülers weitgehend entfernen. Jedes Familienmitglied sollte seine eigene Decke im Krisenfall zur Verfügung haben.

Optional kann auch über die Anschaffung von Winterschlafsäcken nachgedacht werden. Hochwertige Produkte halten sicherlich wärmer, kosten aber ein Mehrfaches.

Da die Fenster in vielen Haushalten nicht richtig dicht schließen, sollten diese mit Klebeband abgedichtet werden.

Kerzen und Teelichter

Auch wenn von Kerzen und Teelichtern eine erhöhte Brandgefahr ausgeht, sollten sie im Haushalt griffbereit sein. 200 Teelichter und 20 Kerzen mit langer Brenndauer gehören zur Vorbereitung. Dazu werden entsprechend Feuerzeuge und Streichhölzer benötigt. Ein Schaumfeuerlöscher sollte immer griffbereit in der Nähe sein.

Notfalltoilette

Während eines Blackouts wird infolge des Ausfalls der Wasserversorgung die Toilettenspülung nicht mehr funktionieren. Anstatt auf teure chemische Campingtoiletten zurückzugreifen, reichen stabile und wasserdichte Müllsäcke aus. Diese werden in die Toilette gelegt, nach Nutzung fest zugebunden und draußen entsorgt. Alternativ kann auch auf stabile Eimer zurückgegriffen werden.

Uhren

Konventionelle Armbanduhren werden kaum noch genutzt, da inzwischen fast jeder ein Smartphone oder eine Smartwatch besitzt und darauf die Uhrzeit abliest. Im normalen Alltag ist das auch kein Problem. Im Blackout jedoch besteht das Risiko, dass der Akku leerläuft und keine Uhrzeiten mehr mit anderen abgestimmt werden können.

Einfache Armbanduhren können in der Regel sehr lange ohne Batterieaustausch funktionieren, was sie zuverlässiger für den Krisenfall macht. Daher sollten mehrere Armbanduhren im Haushalt sein.

Wasserfilter

Bis jetzt gab es noch keinen Blackout, und es ist fraglich, ob es überhaupt so schlimm werden würde, dass wir tatsächlich Wasserfilter verwenden müssen. Da wir aber im Gegensatz zu fester Nahrung nur wenige Tage auf Flüssigkeit verzichten können, sollte jedes Familienmitglied einen Strohhalmwasserfilter zur Hand haben. Diese sind einfach in der

Anwendung und haben ein sehr gutes Preis-Leistungs-Verhältnis. Damit kann direkt aus der Wasserquelle getrunken werden, sofern das Wasser nicht aus zu verschmutzten Gewässern stammt.

Wer über den finanziellen Spielraum verfügt und besonderen Wert auf Komfort in jeder Krisensituation legt, kann die Anschaffung einer Wasserfilterstation in Erwägung ziehen. Diese größeren Filtersysteme können mehrere Liter Wasser pro Stunde aufbereiten und besitzen mehrere Filterkerzen beziehungsweise Filterelemente.

Warum ein Solargenerator die beste Wahl ist

Ein Notstromaggregat, welches mit Kraftstoff betrieben wird, gehört nicht zur Standard-Blackout-Ausstattung. Betrieb, Wartung und Einspeisung ist für die meisten Nutzer zu kompliziert und aufwendig. Zudem sind sowohl die Lautstärke solcher Aggregate als auch die Treibstofflagerung problematisch. Ein Solargenerator mit Solarpanel ist daher in den meisten Fällen die bessere Alternative.

Anfragen bei Behörden und Einrichtungen

Neben der materiellen Vorbereitung auf den Blackout gibt es eine Reihe von Anfragen, die an umliegende Einrichtungen und Behörden gestellt werden sollten. Dies dient der individuellen Risikoabschätzung und ermöglicht eine passgenaue Vorsorge.

Wasserwerk

Oftmals ist unklar, wie lange ein Wasserwerk ohne Strom frisches Trinkwasser bereitstellen kann. Ähnlich sieht es mit der Entsorgung von Abwasser aus. Wie lange die Dienste funktionieren, hängt unter anderem davon ab, ob ein Notstrombetrieb möglich ist und wie hoch die Wasserspeicher gelegen sind. Es lohnt sich, entsprechende Auskünfte beim lokalen Wasser- und Abwasserverband einzuholen.

Arzt und Krankenhaus

Wer auf regelmäßige ärztliche Behandlungen (zum Beispiel Dialyse) angewiesen ist, muss mit der Praxis klären, ob diese auch im Falle eines Stromausfalls öffnen wird. Die Diskussion mit dem Arzt ist vielleicht eine gute Gelegenheit, regelmäßig benötigte Medikamente auf Vorrat verschrieben zu bekommen. Ist der Arzt räumlich weit von der Wohnung entfernt, sollte vorab eine Notfallalternative in der Nähe organisiert werden. Das könnte unter Umständen das nächstgelegene Krankenhaus sein, mit dem es abzuklären gilt, ob die benötigte Behandlung im Falle eines Blackouts überhaupt durchgeführt werden kann.

Kita und Schule

Wer Kinder hat, muss mit Kita und Schule abklären, welche Notfallpläne ausgearbeitet wurden und wie die Abholung der Kinder geregelt ist. Sofern möglich, sollten diese so lange in der Einrichtung bleiben, bis sie abgeholt werden können. Neben den Eltern können auch Nachbarn, Freunde und Verwandte als Abholberechtigte eingetragen werden.

Ist eine Abholung aufgrund der Krise nicht möglich, ist davon auszugehen, dass die lokalen Behörden und Rettungskräfte eine gute Obhut leisten werden.

Alten- und Pflegeheime

Wer Angehörige im Altenheim hat, sollte auch dort die Notfallpläne anfragen und mit der Einrichtungsleitung besprechen. Kernfragen sind, ob die Einrichtung notstromfähig ist, ob Notvorräte zur Verfügung stehen und Hilfe von Technischem Hilfswerk (THW), Feuerwehr oder anderen Rettungskräften vorab verbindlich organisiert wurde (siehe Kapitel 6.2).

Lokale Behörden vor Ort

Die lokale Stadt- und Kreisverwaltung bietet wertvolle Informationen über mögliche Informationspunkte und Evakuierungsstellen. Viele Städte haben im Rahmen der Energiekrise im Jahr 2022 angefangen, entsprechende Informationsbroschüren für die Bevölkerung zu verteilen.

Checkliste anzufragender Einrichtungen und Behörden

Ansprechpartner	Anzufragende Informationen	Erledigt
Wasserwerk	Wie lange ist Trinkwasserversorgung sichergestellt? Wie sieht es mit der Abwasserentsorgung aus?	☐
Arzt	Ist die Behandlung auch bei einem Blackout möglich?	☐
Krankenhaus	Kann Behandlung notfalls dort fortgesetzt werden? Welche Fälle können im Blackout überhaupt behandelt werden?	☐
Kita/Schule	Wie sehen Notfallplan und Abholregelung aus?	☐
Altenheim	Ist die Einrichtung notstromfähig, hat sie Lebensmittelvorräte angelegt, und ist mit örtlichen Rettungskräften verbindliche Hilfe abgestimmt? Wie ist eine Evakuierung möglich?	☐
Stadt- und Kreisverwaltung	Gibt es Informationspunkte und Evakuierungsstellen? Können Notfallpläne und Informationsbroschüren zur Verfügung gestellt werden?	☐

Vor und während des Blackouts zu beachten

Ein Blackout oder Stromausfall wird überraschend eintreten, was eine laufende Vorbereitung erfordert. Wichtig ist, dass alle Rauch- und Kohlenmonoxid-Warner einwandfrei funktionieren und über eine frische Batterie verfügen. Hierzu müssen diese mindestens jährlich mittels Probealarmtaste geprüft werden. Die enthaltenen Batterien halten normalerweise sehr lange, ein präventiver Austausch empfiehlt sich dennoch alle paar Jahre.

Während des Blackouts besteht eine erhöhte Gefahr durch Brand und Kohlenmonoxid beim Einsatz von alternativen Kochmöglichkeiten und Notheizungen im Innenraum. Auch die Verwendung von Kerzen und Teelichtern birgt eine erhöhte Brandgefahr.

Taschenlampen platzieren

Im Haus sollten an festen Plätzen Taschenlampen hinterlegt werden, um das Verletzungsrisiko im Dunkeln zu minimieren. Sofern möglich, ist es ratsam, in der Nähe jeder Treppe eine Taschenlampe zu positionieren. Zumindest im Sicherungskasten ist sie Pflicht, da ansonsten die Schalter nicht überprüft werden können.

Wasserabfüllung

Bei einem Stromausfall sollte umgehend ein Vorrat an Leitungswasser abgefüllt werden. Hierzu werden die zuvor angeschafften Wassersäcke und Faltkanister verwendet. Ebenso werden Badewanne, Töpfe und Eimer mit Wasser befüllt (siehe Kapitel 1.1). Ist es Winter und somit mit einem Einfrieren der Leitung zu rechnen, sollte der Hauptwasserhahn geschlossen werden. Das restliche Wasser in der Hausleitung kann dann ebenso abgefüllt und somit das Risiko eines Rohrbruchs reduziert werden.

Elektrogeräte vom Netz nehmen

Das Wiederhochfahren des Stromnetzes kann dazu führen, dass die in der Wohnung befindlichen Elektrogeräte beschädigt werden. Auch besteht die Gefahr, dass sich unbemerkt Geräte wie das Bügeleisen aktivieren und einen Brand verursachen. Um dies zu verhindern, sollten alle Geräte vom Stromnetz getrennt und die Sicherungen am Schaltkasten auf »aus« geschaltet werden.

6.2 Evakuierung von Angehörigen im Altenheim

Wer Angehörige in einem Alten- oder Pflegeheim hat, sollte besonders auf einen möglichen Stromausfall oder gar Blackout in der Einrichtung vorbereitet sein. Insbesondere Senioren sind von den Auswirkungen betroffen.

Viele Heime haben keine Notstromversorgung oder, falls doch vorhanden, keine ausreichenden Mengen an Treibstoff bevorratet.

Das Technische Hilfswerk (THW), die Feuerwehr und andere Hilfsorganisationen könnten Aggregate zur Verfügung stellen. Jedoch muss das im Vorfeld mit dem Heim abgesprochen worden sein. Außerdem muss es in der Einrichtung eine Möglichkeit zur externen Stromeinspeisung geben, die allerdings meist ebenso wenig vorhanden ist.

Verlegung innerhalb der Einrichtung

Ein Blackout kann zur Folge haben, dass relativ schnell die Wasserversorgung ausfällt. Vor allem in höheren Etagen, wo oftmals besonders beeinträchtigte Senioren untergebracht sind, dürfte der Wasserdruck schnell unzureichend sein. Daraufhin würde vermutlich eine Verlegung der Bewohner in die unteren Etagen erfolgen. Fällt dann im Winter die Heizung aus oder wird es im Sommer unerträglich heiß, kann der Gesundheitszustand Einzelner eventuell kritisch werden.

Lebensmittelvorräte

Viele Heime werden für ein paar Tage Lebensmittel zur Verfügung haben, größere Vorräte für den Krisenfall sind allerdings nicht zu erwarten. Ebenso wenig alternative Koch- und Zubereitungsmöglichkeiten für die Mahlzeiten der Bewohner.

Besonders schwierig könnte es mit der Versorgung werden, wenn die Mahlzeiten täglich von einem externen Caterer angeliefert und in der Einrichtung lediglich aufgewärmt werden.

Versorgung mit Medikamenten

Problematisch könnte auch die Versorgung mit Medikamenten und medizinischem Material werden. Die Pflegedokumentationen erfolgen oft digital und sind im Falle eines Stromausfalls vermutlich nicht zugänglich. Auch wenn sich das Pflegepersonal womöglich an viele Details erinnern wird, besteht hier ein gewisses Risiko. Der Nachschub an Medikamenten und sonstigen medizinischen Materialien könnte erschwert sein.

Personalausfall

Es bleibt abzuwarten, ob alle eingeteilten Mitarbeiter des Pflegepersonals tatsächlich noch zur Arbeit erscheinen können. Nicht vergessen werden sollte, dass auch die Mitarbeiter der Einrichtung Angehörige haben und sich vielleicht um die eigenen Kinder kümmern müssen.

In einer stationären Einrichtung arbeiten viele Pflegende, die sich notfalls gegenseitig vertreten können. Wenn der ambulante Pflegedienst ausfällt, stellt das jedoch ein großes Problem dar.

Telekommunikationsausfall

Erschwerend kommt hinzu, dass die Angehörigen vermutlich nicht mehr erreichbar sind, da die Telekommunikationsnetze ausgefallen oder überlastet sind. Ist der Stromausfall regional begrenzt, wird in der Regel eine Evakuierung in umliegende Einrichtungen veranlasst. Bei einem großflächigen Blackout wird das nicht möglich sein, da alle Heime gleichermaßen betroffen wären.

Evakuierung von Angehörigen im Altenheim in Erwägung ziehen

Bei einem Blackout ist es vielleicht die bessere Wahl, Angehörige im Altenheim selbst zu evakuieren und zu Hause zu betreuen.

Gespräch mit der Einrichtungsleitung

Um das Blackout-Risiko für die Angehörigen abschätzen zu können, sollte zuerst das Gespräch mit der Einrichtungsleitung gesucht werden. Können Notfallpläne vorgelegt und alle Fragen detailliert beantwortet werden? Wichtig ist vor allem, wie Angehörige im Krisenfall abgeholt werden können. Viele Einrichtungen sind leider unvorbereitet und unterschätzen das Risiko. Wenn nach dem Gespräch ein ungutes Gefühl zurückbleibt, sollte die Evakuierung geplant und mit der Einrichtung abgestimmt werden. Die Mobilfunk- und Festnetznummer der Einrichtungs- und Pflegedienstleitung sollten immer zur Hand sein.

Evakuierung eines Angehörigen

Beispielhaft könnte die Evakuierung wie folgt ablaufen: Beim Blackout sollten Angehörigen, Einrichtungsleitung und Pflegedienstleitung eine SMS geschickt werden. Darin steht, wann und wo die Abholung erfolgen soll. Die Zustellung einer SMS wird in der Situation am ehesten funktionieren.

Die Abholung sollte möglichst zeitnah nach Eintritt des Blackouts erfolgen, da dann die Straßen vermutlich noch befahrbarer sein werden. Sofern dem Angehörigen die Bedienung eines PMR-Funkgeräts zuzutrauen ist, sollte er dieses vorher mit einer Unterweisung erhalten. Dabei sind regelmäßiges Training bzw. »Testanrufe« während der Heimbesuche unerlässlich. Sollte der Angehörige ins Umfeld verlegt werden, ist er vielleicht noch in Reichweite des Funkgeräts und kann schneller gefunden werden.

Vorbereitung des eigenen Wohnraums

Die Evakuierung in die eigene Wohnung ist natürlich nur dann sinnvoll, wenn die Unterbringung hier besser als in der betreffenden Einrichtung ist. Es ist wirklich eine Herkulesaufgabe, daher sollte mit der Pflegedienstleitung besprochen werden, welche Medikamente benötigt werden und welche Ernährung erforderlich ist.

Eventuell werden im Falle einer Evakuierung benötigte Medikamente mitgegeben. Wenn nicht, müssen diese eigenständig beschafft werden. Viele Ärzte haben Verständnis für ein gewisses Maß an Krisenvorbereitung und unterstützen solche Anliegen. Werden Gehhilfen benötigt, lassen sich diese günstig im Online-Kleinanzeigenmarkt finden.

Generell bilden die Informationen aus dem Gespräch mit der Einrichtung einen wichtigen Teil der persönlichen Vorbereitungscheckliste! In den Gesprächen sollte kein Geheimnis daraus gemacht werden, dass die Möglichkeit einer Abholung in Betracht gezogen wird.

Wenn möglich, sollte nach der Evakuierung ein gesonderter Raum zur Unterbringung vorbereitet werden. In der eigenen Wohnung gibt es keinen Notrufknopf. Jedoch könnte man den zu pflegenden Angehörigen instruieren, bei Bedarf mit einer Trillerpfeife nach Hilfe zu rufen.

Unabhängig davon, was aufgrund der Hinweise aus dem Altenheim individuell angeschafft werden muss, wird auf jeden Fall Bettwäsche benötigt. Dazu viele frische Handtücher, Ersatzkleidung, gegebenenfalls Inkontinenzmaterial und eine Bettpfanne. Darüber hinaus warme Decken für den Winter und bestenfalls eine mobile Klimaanlage für den Sommer. Diese kann mit einem stärkeren Solargenerator betrieben und mittels Solarpanel wieder aufgeladen werden.

Evakuierung gut vorbereiten

Die Evakuierung Angehöriger aus dem Pflegeheim und die anschließende Pflege zu Hause sind nicht zu unterschätzen. Eine gute Planung und vorherige Abstimmung mit der Einrichtung werden es im Krisenfall aber vielleicht möglich machen.

6.3 Klimawandel und Energieerzeugung

Der Klimawandel hat unmittelbare Auswirkungen auf die Stromproduktion im europäischen Stromnetz. Bereits der heiße Sommer 2022 hat gezeigt, wie anfällig Kraftwerke, insbesondere Kernkraftwerke, sein können.

In Deutschland waren die Flusspegel bedenklich niedrig. Dies führte unter anderem zu einem erschwerten Kohletransport auf dem Rhein. Der Energieerzeuger Uniper hatte davor gewarnt, dass es in seinen Kohlekraftwerken Datteln 4 und Staudinger 5 zu Unregelmäßigkeiten kommen könnte.

Auch in Zukunft ist mit sehr niedrigen Pegelständen und Einschränkungen der Binnenschifffahrt im Sommer zu rechnen.

Neben Deutschland wurde auch Italien hart von der Sommerdürre getroffen. Das Land produziert einen Großteil seines Stroms mit Wasserkraftwerken in den Alpen. Da es im Winter zuvor nur geringen Schneefall gab, waren die Flusspegelstände sehr niedrig, und die Stromerzeugung ging zurück. Erschwerend kommt hinzu, dass die Alpengletscher weitgehend geschmolzen sind und auch dieses Wasser in den Flüssen fehlt.

Frankreich setzt historisch auf Atomkraftwerke, wobei die Kühlwasserversorgung über das Wasser aus Flüssen erfolgt. Auch hier sorgte die Dürre für eine rückläufige Energieproduktion aufgrund gesunkener Pegelstände. Wegen der kritischen Energieversorgung im Land wurden Gesetze geändert, um die Wasserrückführung mit höheren Temperaturen zu gestatten. Als Folge wurde eine mögliche Überhitzung der Flüsse in Kauf genommen.

Neben großflächigen Wetterereignissen wie einer Hitzeperiode ist regional begrenzt von zunehmenden Unwettern auszugehen. Diese können in der Folge häufiger die Energieversorgung unterbrechen.

Klimawandel beeinflusst die Energieerzeugung

Ob der Klimawandel unmittelbar zu einem Blackout führen kann, ist unklar. Sicher ist jedoch, dass er sich negativ auf die Energieerzeugung auswirken kann.

Profi-Tipp: Internet während des Blackouts

Wenn es zu einem Stromausfall oder Blackout kommt, werden Internet, Festnetz und Mobilfunknetze ausfallen. Wer jedoch sein Festnetz als reinen Sprachanschluss auf Basis von MSAN POTS (Multi Service Access Node/Plain Old Telephone Service) betreibt, kann unter Umständen noch ein paar Stunden sein Festnetz nutzen. Diese Anschlussart beinhaltet eine integrierte Spannungsversorgung wie früher bei den analogen Telefonen. Mit Glasfaseranschlüssen funktioniert diese Technik allerdings nicht. Wer sich nicht sicher ist, welcher Anschlusstyp zu Hause genutzt wird oder verfügbar ist, kann das mit seinem Telekommunikationsanbieter klären.

Notstromversorgung von Router und Modem

Kommt es zum Stromausfall, fallen die eigenen Netzwerkgeräte wie Router und Modem zwangsweise aus. Das ist ärgerlich, denn die Leitung wird unter Umständen noch mit Notstrom versorgt. Hier schafft eine Powerbank mit integrierter Steckdose Abhilfe. Damit lassen sich Router und Modem weiter nutzen, und der Router kann sich im Netz beim Telekommunikationsbetreiber anmelden.

Dabei muss es nicht gleich ein teurer Solargenerator sein. Diese können die Endgeräte zwar länger mit Strom versorgen, aber günstige Akkus mit Steckdose reichen in der Regel völlig aus.

Internet über Satellit als Extremvorbereitung

Das Abrufen von Nachrichten und der Kontakt zur Außenwelt sind bei einer großflächigen Krise wie dem Blackout von unschätzbarem Wert. Wem der uneingeschränkte Internetzugang wichtig ist, schafft sich schon vor der Krise Internet via Satellit an. Deutschland wird von einem US-amerikanischen Satellitennetzwerk sehr gut abgedeckt.

Fast jeder Haushalt kann die Technik problemlos betreiben. Die Tarife sind gegenüber herkömmlichen Internetanschlüssen teurer, bieten aber interessante Tarifoptionen. Mittels »Pay-as-you-go«-Tarif fallen nur dann laufende Gebühren an, wenn der Anschluss auch genutzt wird. Bei der Verwendung dieser vermutlichen Optimallösung muss jedoch bedacht werden, dass der Betrieb Strom erfordert. Je nach Intensität und Jahreszeit der Nutzung liegt dieser schnell bei um die 150 Watt. Das bedeutet, dass ein relativ starker Solargenerator vorhanden sein muss.

Checkliste Blackout

Artikel für vierköpfige Familie und 10 Tage Vorsorge	Anzahl pro Haushalt	Erledigt
Mindestausstattung:		
Lebensmittelvorrat (Kapitel 1.2)	1x	☐
Vorrat an medizinischem Bedarf (Kapitel 3)	1x	☐
Wichtige individuelle Medikamente	1x	☐
Powerbank 25 000 mAh mit Ladekabeln	4x	☐
Faltbares Camping-Solarpanel 20 Watt	1x	☐
Stirnlampe mit Ladekabel	4x	☐
Taschenlampen für Positionierung in der Wohnung	4x	☐
Kleines Kurbelradio mit Ladekabel	1x	☐
AA- und AAA-Batterien für eingesetzte Kleingeräte	bei Bedarf	☐
Bargeld für Noteinkäufe	nach Möglichkeit	☐
Gaskocher	1x	☐
Gaskartuschen für Gaskocher (in der Regel 227 g)	10x	☐
Gas-Notheizung mit Sauerstoffmangelsicherung	1x	☐
CO_2-Warner	2x	☐
Gaskartuschen (in der Regel EN417, 450/500 g)	10x	☐
Feuerzeuge	2x	☐
Streichhölzer (Packung)	5x	☐
Teelichter	200x	☐
Möglichst lang brennende Kerzen	20x	☐

Artikel für vierköpfige Familie und 10 Tage Vorsorge	**Anzahl pro Haushalt**	**Erledigt**
Armee-Wolldecke	4x	☐
Feuerlöscher (Schaum)	1x	☐
Klebeband zum Abkleben der Fensterrahmen	5x	☐
Große, schwere Müllsäcke (Rollen)	10x	☐
Stabile Eimer (etwa 15 l)	2x	☐
Armbanduhr	2x	☐
Ergänzende Optimalausstattung:		
Solargenerator mit Solarpanel zum Wiederaufladen	1x	☐
Alternativ: Günstigere Powerbank mit Steckdose	1x	☐
Weiteres faltbares Camping-Solarpanel 20 Watt	1x	☐
Radio mit KW-Empfang	1x	☐
Schlafsäcke (insbesondere für den Winter)	4x	☐
Weitere Powerbank 25 000 mAh mit Ladekabeln	4x	☐
ESBIT-Kocher	1x	☐
ESBIT-Trockenbrennstoff (je 27 g)	15x	☐
Strohhalmwasserfilter	4x	☐
Extremvorbereitung:		
Hardware für satellitengestütztes Internet	1x	☐
Längere Antenne für das KW-Radio	1x	☐
Wasserfilterstation mit mehreren Filterkerzen	1x	☐

Fortsetzung nächste Seite

Fortsetzung

Artikel für vierköpfige Familie und 10 Tage Vorsorge	**Anzahl pro Haushalt**	**Erledigt**
Zusatzausstattung für Pflege Angehöriger/Senioren:		
Alle Artikel aus dem Gespräch mit der Einrichtung (Kapitel 6.2)		
PMR-Funkgerät	2x	☐
Gehhilfen	bei Bedarf	☐
Trillerpfeife	1x	☐
Bettwäsche	3x	☐
Handtücher	10x	☐
Ersatzkleidung	nach Bedarf	☐
Inkontinenzmaterial	bei Bedarf	☐
Bettpfanne	1x	☐
Armee-Wolldecke	1x	☐
Mobiles Klimagerät mit Solargenerator und Panel	1x	☐

7
Starkregen und Hochwasser

Im Juli 2021 kam es zum sogenannten Jahrhunderthochwasser in Teilen von Rheinland-Pfalz und Nordrhein-Westfalen. Der Landkreis Ahrweiler wurde besonders stark getroffen. Von den insgesamt 184 Todesopfern fallen allein 133 auf Ahrweiler. Seit Mitte der 1960er Jahre gab es keine Naturkatastrophe in Deutschland, die mehr Opfer gefordert hat.

Unterschätzte Gefahr

Das bevorstehende Unwetter war bereits am Wochenende vor der Katastrophe absehbar. Bereits zwei Tage vor dem Starkregenereignis hat der Deutsche Wetterdienst (DWD) vor bis zu 200 Litern Regen pro Quadratmeter gewarnt. Zwar waren die genauen Ortschaften, die es betreffen würde, noch nicht bekannt, wohl aber die Region, die als »Wetterlage mit hohem Unwetterpotenzial« bezeichnet wurde. Einen Tag vor der Katastrophe galt die höchste Unwetterstufe des Deutschen Wetterdienstes (DWD) für den Kreis Ahrweiler. Über die Katastrophenwarnapps gab es laufend neue Warnungen. Diese sind allerdings nicht zu allen Einwohnern durchgedrungen.

Achtung bei Wetterwarnungen!

Unwetterwarnungen in den Medien und aus den Warnapps sollten immer ernst genommen werden, auch wenn sich die Situation das ein oder andere Mal am Ende doch nicht als so dramatisch erweist.

Obwohl sehr deutlich gewarnt wurde, nahm die Katastrophe ihren Lauf. Das Wasser stieg im Ahrtal so schnell und stark an, dass die Pegelmesser bei 5,7 Metern weggerissen wurden. Autos, Bäume, Flüssiggascontainer und ganze Häuser wurden vom Wasser weggespült und blockierten die Brücken. Dies führte zur Bildung von »Dämmen«, die das Wasser noch weiter ansteigen ließen. Straßen entwickelten sich zu Flüssen, und insbesondere tiefer gelegene Bereiche wurden überflutet.

Der Katastrophenstab hatte in Ahrweiler mit einigen Herausforderungen zu kämpfen. Der Digitalfunk war ausgefallen, und einzelne Ortschaften waren von der Außenwelt abgeschnitten. Zudem wurde das Ausmaß für die eingeleitete Evakuierung offensichtlich nicht richtig eingeschätzt. Statt 50 Meter von der Ahr entfernt, hätten eher 250 Meter um den Fluss herum evakuiert werden müssen. Im Nachhinein hat sich herausgestellt, dass bei der historischen Hochwasserbetrachtung der Region die größten Hochwasserstände nicht berücksichtigt wurden und damit einhergehend das Risiko unterschätzt wurde.

Drohender Staudammbruch

Neben der Katastrophe in Ahrweiler drohte zudem ein Staudamm wegen Überlastung zu brechen. Die Steinbachtalsperre im Kreis Euskirchen (Nordrhein-Westfalen) lief aufgrund der Wassermassen über und hatte eine zu hohe Belastung auf der Stauwand. Das Technische Hilfswerk (THW) versuchte den Damm durch das Abpumpen von Wasser zu entlasten, da der Hauptabfluss verstopft war. Dieser wurde von einer Privatperson unter Lebensgefahr freigebaggert, um so das Wasser abzulassen und den Dammbruch zu verhindern.

7.1 Vorbereitung

Zuerst gilt es, das eigene Risiko für Starkregen und Hochwasser in Erfahrung zu bringen. Hierbei können sogenannte Starkregen- und Hochwassergefährdungskarten erste Anhaltspunkte geben. Auf den Karten sind die potenziellen Überflutungsgebiete eingezeichnet. Die Karten stehen zum Teil im Internet zur Verfügung, oder die Stadt/Gemeinde vor Ort kann bei der Beschaffung der Informationen weiterhelfen. Liegt das Wohnhaus in einem gefährdeten Gebiet, besteht erhöhter Vorbereitungsbedarf.

Neben der Auswertung von Kartenmaterial gibt es auch offensichtliche Risikokriterien. Wenn beispielsweise in der

Region schon öfter Hochwasserereignisse aufgetreten sind, es in der Nähe einen kleinen Bach oder Fluss gibt oder das Haus in einem Tal liegt, gilt es, dem Thema eine besondere Aufmerksamkeit zu schenken.

Neben der Grundausstattung für die Krisenvorsorge gibt es eine Reihe von Möglichkeiten, das Eindringen von Wasser in den Wohnraum zu beschränken, bestenfalls sogar zu verhindern.

Sandsäcke

Die klassischen Sandsäcke helfen, Kellerschächte, Türen und Fenster gegen eindringendes Wasser zu schützen. Am besten eignen sich hierfür kleinere Kunststoffsäcke im Format 40x60 Zentimeter, die mit feinem Sand bis zu einer Körnung von maximal 0,8 Millimeter befüllt werden. Der Sandsack enthält nur zu etwa zwei Dritteln Sand, damit er sich noch besser abdichtend über andere Sandsäcke legen kann.

Darüber hinaus gibt es auch sogenannte Silosäcke, die im Hochwasserschutz eingesetzt werden. Im Gegensatz zum Sandsack sind diese meist einen Meter lang und können helfen, aufkommendes Wasser gezielt vom Haus wegzuleiten. Sand- und Silosäcke können auch hervorragend im eigenen Haus verwendet werden, um das weitere Eindringen von Wasser in andere Gebäudeteile zu verhindern.

Aber so wirksam Sandsäcke auch sind, so aufwendig ist deren Bereithaltung für den Krisenfall. Je nach Gebäudegröße und Anzahl der Kellerschächte werden sehr viele

Säcke benötigt, die alle befüllt zur Verfügung stehen müssen. Wenn das Wasser erst einmal steigt, gibt es keine Chance mehr, die Säcke noch mit Sand zu befüllen.

Gewebeplanen sind praktisch, um die aufgestapelten Sandsäcke zu stabilisieren und das Eindringen von Wasser in die Zwischenräume zu reduzieren.

Wassersperren

Während Sandsäcke gut in Garagen und im Außenbereich gelagert werden können, haben Mieter in ihren Wohnungen meist keinen Platz dafür. Hier sind platzsparende Wassersperren, die sich erst bei Wasserkontakt selbst entfalten, eine gute Alternative. Wassersperren sind zudem praktisch, um Türen und Fenster zu sichern. Sie haben Ziehbänder, um besonders fest von innen an die Außenwand gezogen und eingeklemmt zu werden.

Ebenso wie bei Sandsäcken gilt auch bei Wassersperren, dass die benötigte Menge nicht zu unterschätzen ist. Für ein einfaches Kellerfenster werden schnell 15 Säcke und mehr benötigt.

An die richtige Schutzkleidung denken

Wenn das Wasser erwartet wird, gilt es auch, sich selbst davor zu schützen. Nicht nur, um möglichst trocken zu bleiben, sondern auch, um zu verhindern, dass angespülte Nägel, ausgelaufenes Heizöl oder Treibgut zu Verletzungen und Infektionen führen. Hierzu eignen sich Gummistiefel ab der Sicherheitsstufe drei. Dann ist auch das Gehen im trüben

Wasser kein großes Sicherheitsrisiko mehr, und die Füße bleiben trocken. Zudem sollten dicke Ersatzsocken zum Wechseln verfügbar sein.

Ebenso wichtig ist der Schutz der Hände mittels Arbeitshandschuhen, die idealerweise schnittfest sind. Regenjacken in Signalfarben schützen nicht nur vor dem Wetter, sondern ermöglichen darüber hinaus, leichter von Rettungskräften erkannt zu werden.

Bei den Vorbereitungen ist es wichtig, dass alle Familienmitglieder gut ausgestattet werden. So müssen zum Beispiel auch alle Kinder mit passenden Stiefeln, Socken und Regenjacken ausgestattet sein. Hier empfiehlt es sich, günstig gebrauchte Ware zu kaufen, da die Kleidungsstücke für den Notfall beiseitegelegt und nicht im Alltag getragen werden.

Bauliche Maßnahmen

Wer sich eines besonderen Starkregenrisikos ausgesetzt sieht, kann auch über kleinere bauliche Maßnahmen nachdenken. Die Kellerschächte könnten beispielsweise etwas aufgemauert werden, ebenso wie Treppenabgänge. Dieser Schutz ist besonders wirksam, da kein aktives Handeln im Krisenfall erforderlich ist. Allerdings werden die Absätze auch schnell mal zur Stolperfalle im Alltag.

Vielleicht lässt sich auch das eingesetzte Kellerfenster durch eine stärkere Variante ersetzen. Dies ist besonders dann zu empfehlen, wenn das Kellerfenster nahe am Grundwasserspiegel liegt.

Rückstausicherung

Im Keller sollte eine Rückstauklappe installiert sein, die das Eindringen von Abwasser aus dem öffentlichen Kanalnetz verhindert. Wer keine Rückstausicherung hat, sollte diese installieren lassen. Es gibt einfach zu montierende Kits aus dem Baumarkt, die im Siphon nachgerüstet werden können. Rückstausicherungen müssen regelmäßig gewartet werden.

Rechtzeitige Evakuierung

Ist eine Starkregen- oder Hochwasserwarnung für den Wohnort ausgegeben worden, sollte idealerweise die Evakuierung zu Freunden oder in ein Hotel außerhalb der Gefahrenzone oder in höher liegende Gebiete vorbereitet werden. Kommt es dann wirklich zu starken Regenfällen, sollte vorsichtshalber der Fluchtort aufgesucht werden.

Die Unversehrtheit der Familie ist in jedem Fall mehr wert als die Vermeidung von Sachschäden. Deshalb sollte sich kein Familienmitglied unnötigen gesundheitlichen Risiken aussetzen. Zudem werden Sachschäden von der Wohngebäude- und Hausratversicherung übernommen, sofern eine Elementarversicherung besteht (Kapitel 5).

Kommt eine Flucht nicht mehr infrage, weil zum Beispiel die Straßen in der Umgebung bereits überflutet sind, sollte die höchste Ebene im Haus aufgesucht und auf Hilfe gewartet werden. Handelt es sich um die eigene Immobilie, sind dort idealerweise speziell für dieses Szenario Trinkwasser und Nahrung deponiert. Dies kann nötig sein, falls die unteren Geschosse nicht mehr zugänglich sein sollten.

Stromausfall bei Überflutungen

Bei Überflutungen fällt in der Regel auch der Strom aus. Aus Sicherheitsgründen wird dieser präventiv vom Netzbetreiber abgestellt. Zudem kommt es auch im eigenen Haus schnell zum Kurzschluss, wenn Wasser in den Keller eindringt und auf Steckdosen trifft.

Ist das Wasser bereits im Keller, besteht akute Lebensgefahr! Zum einen kann das Wasser schon unter Strom stehen, und es kommt beim Kontakt zum vielleicht tödlichen Stromschlag, zum anderen könnte eindringendes Wasser so stark gegen die Kellertür drücken, dass der Keller nicht mehr verlassen werden kann und Gefahr droht, zu ertrinken.

Lebensgefahr im Keller

Sofern die Gefahr besteht, dass das Wasser in den Keller eindringen könnte, müssen die Sicherungen im Schaltkasten ausgestellt werden, um einen Kurzschluss zu vermeiden. Anschließend sollte der Keller erst dann wieder aufgesucht werden, wenn sich die Lage beruhigt hat.

Viele Menschen kommen in solch einer Situation auf die Idee, noch schnell Sachen aus dem Keller in höher gelegene Geschosse retten zu wollen. Auch das stellt ein vermeidbares Risiko dar.

Die folgende Checkliste fasst die wichtigsten Artikel zur Vorbereitung zusammen:

Checkliste Starkregen & Hochwasser

Artikel für vierköpfige Familie in einem Haus	Anzahl pro Haushalt	Erledigt
Mindestausstattung:		
Checkliste Nahrungsmittelvorrat (Kapitel 1)	1x	☐
Checkliste medizinischer Bedarf (Kapitel 2)	1x	☐
Checkliste Blackout (Kapitel 6)	1x	☐
Sandsäcke aus Kunststoff (40x60 cm)	nach Bedarf	☐
Spielsand mit feiner Körnung bis 0,8 mm (15 kg/Sack)	nach Bedarf	☐
Gewebeplanen (4x4 m)	nach Bedarf	☐
Wassersperren (35x65 cm)	nach Bedarf	☐
Gummistiefel Sicherheitsstufe 3	4x	☐
Ersatzsocken (Paare)	12x	☐
Arbeitshandschuhe (Paare)	12x	☐
Regenjacke in Signalfarbe	4x	☐
Ergänzende Optimalausstattung:		
Silosäcke 25x100 cm	nach Bedarf	☐
Schmutzwasserpumpe (15 000 l/Stunde)	1x	☐
Eurobehälter, durchlässige Außenwände (40x30x22 cm)	1x	☐
Pflastersteine zum Beschweren	4x	☐
Dicker, hochwertiger Wasserschlauch	1x	☐
Solargenerator (1000 Watt)	1x	☐
Extremvorbereitung:		
Solargenerator (2000 Watt)	1x	☐
Solarpanel für den Solargenerator (100 Watt)	1x	☐

Die Anzahl der benötigten Sand- und Silosäcke sowie die Menge an Spielsand hängen stark von den individuellen Gegebenheiten ab. Wer nur ein Kellerfenster absichern möchte, kommt vielleicht schon mit 15 Sandsäcken aus.

7.2 Klimawandel und Starkregen

Durch die globale Erwärmung ist künftig zunehmend mit schwerwiegenden Starkregenereignissen zu rechnen. Dies gilt insbesondere für West- und Süddeutschland.

Aufgrund der hohen Temperaturen sammelt sich häufiger extrem viel Wasserdampf in der Atmosphäre. Je wärmer die Luft ist, desto mehr Wasser kann sie aufnehmen. Kühlt sich die Atmosphäre ab, stürzt das Wasser wie aus einem großen Eimer in Form von Starkregen auf die Erde herab.

Zudem besteht das Problem, dass sich der Niederschlag konzentrierter auf einzelne Regionen entladen wird. Die Wetterhochs und -tiefs bewegen sich immer langsamer und können zeitweise komplett stehen bleiben. Treffen die Wassermengen auf ausgetrocknete Böden, kommt es zu massiven Überflutungen, da das Wasser nicht einsickern kann.

Profi-Tipp: Schmutzwasserpumpe

Es gibt eine Möglichkeit, eindringendes Wasser ohne Hausstrom und mit überschaubarem Eigenrisiko im Keller abzupumpen. Hierzu wird eine leistungsstarke Schmutzwasserpumpe, die mindestens 15 000 Liter/Stunde bewältigen kann, benötigt. Die Pumpe sollte relativ unempfindlich gegenüber Schmutzpartikeln bis 30 Millimeter Größe sein und bei Wasserkontakt automatisch starten. Sie wird in einen kleinen Eurobehälter (40x30x22 Zentimeter) gestellt, der an den Seiten ein wasserdurchlässiges Rautenmuster aufweist. Die Kunststoffbox soll verhindern, dass zu große Gegenstände im Wasser angezogen werden und die Pumpe beschädigen. Damit der Eurobehälter samt Pumpe nicht wegschwimmen kann, ist es ratsam, ihn mit Pflastersteinen zu beschweren und etwa 20 Zentimeter vor jenem Kellerfenster zu positionieren, an dem ein Wassereintritt erwartet wird.

Anschließend muss die Schmutzwasserpumpe mit einem möglichst dicken und hochwertigen Wasserschlauch verbunden werden. Die Qualität ist hier entscheidend, da weniger hochwertige Schläuche bei hohem Wasserdruck platzen könnten. Der Schlauch muss in der Regel sehr lang sein, da das Wasser aus einem anderen Kellerfenster oder der Haustür heraus abgepumpt werden muss.

Betrieb der Schmutzwasserpumpe ohne Hausstrom

Da der Hausstrom bei erwartetem Wassereintritt abgeschaltet sein muss, wird die Schmutzwasserpumpe über einen sogenannten Solargenerator mit Strom versorgt. Hierbei handelt es sich grundsätzlich um eine sehr große und ausdauernde Powerbank, die über ein Solarmodul wiederaufgeladen werden kann. Bei der Nutzung fallen keine Abgase an, und der Betrieb ist nahezu geräuschlos.

Wichtig ist, dass der Solargenerator möglichst hoch positioniert wird, um nicht durch Wassereintritt beschädigt zu werden. Zudem sollte er mindestens 1000 Watt Leistung bringen. Damit könnte eine starke Schmutzwasserpumpe etwas länger als eine Stunde betrieben werden. Je mehr Leistung der Solargenerator hat, desto länger hält er durch.

8
Kältewelle

Anfang 2012 befand sich Europa fest im Griff einer Kältewelle, der über 600 Menschen zum Opfer fielen. Nach einem vorerst noch milden Winteranfang sorgte Eisluft aus Sibirien für flächendeckende minus 20 Grad in Deutschland. Der Temperaturrekord von minus 28,7 Grad wurde in Ueckermünde (Mecklenburg-Vorpommern) erreicht. Die Insel Rügen war mit einer ungewöhnlichen Schneedecke von 10 bis 15 Zentimetern bedeckt. Auf der Zugspitze gab es den stärksten Schneefall seit 30 Jahren.

Der öffentliche Verkehr war durch Schneefall, Frost und Glätte stark eingeschränkt. So musste der Schiffsverkehr zwischen Magdeburg und Hamburg komplett eingestellt werden. Auch auf der Oder und der Donau gab es wesentliche Beeinträchtigungen. Letztere war auf einer Länge von etwa 2000 Kilometern eingefroren.

Neben Deutschland waren vor allem Osteuropa und der Balkan betroffen, wo viele wohnungslose Menschen erfroren. In Polen gab es Schwierigkeiten mit Kohleöfen. Diese waren oftmals nicht richtig in Betrieb genommen und führten zu

Kohlenmonoxidvergiftungen. Darüber hinaus wurden viele Patienten mit Unterkühlungen, Erfrierungen und Knochenbrüchen in die Krankenhäuser eingeliefert.

Auch die Schneemassen haben vielerorts für Schwierigkeiten gesorgt. In Montenegro löste sich eine Lawine, die 90 Menschen in einem Tunnel einschloss. In Italien kam der Zugverkehr stellenweise zum Erliegen, und Tausende Menschen saßen fest. Auch im normalerweise warmen Südfrankreich fielen bis zu 20 Zentimeter Neuschnee, und auf Korsika kam es wetterbedingt zu größeren Stromausfällen. In Serbien wurde die Bevölkerung für eine Woche in den Urlaub geschickt, um Strom zu sparen. Stromausfälle gab es ebenfalls in Italien, wo etwa 120 000 Menschen betroffen waren.

Kältewellen treten verhältnismäßig selten in Deutschland auf. Dennoch sollten diese bei der Vorbereitung nicht außer Acht gelassen werden. Oftmals führen starke Schneefälle zum Stromausfall, wobei dann auch die Heizung nicht mehr funktioniert. Ebenso ist es möglich, dass die Wohnung aufgrund von extremer Glätte nicht mehr verlassen werden kann.

8.1 Vorbereitung

Solange Strom vorhanden ist, lässt es sich bequem in der eigenen Wohnung aushalten, und es besteht keine Gefahr. Kritisch könnte es aber außerhalb der eigenen vier Wände werden oder wenn es zu Strom- und damit Heizungsausfällen kommt.

Unfälle nehmen zu

Aufgrund des Schneefalls und bei Glatteis kommt es vermehrt zu Autounfällen, und es gibt möglicherweise Unterbrechungen im öffentlichen Verkehr. Bei längeren Autofahrten und Reisen mit der Bahn ist es empfehlenswert, einen mit den wichtigsten Dingen bestückten Rucksack mit sich zu führen (siehe Kapitel 4.1).

Wenn sich eine Kältewelle ankündigt, ist es allerdings am sichersten, zu Hause zu bleiben und sich dadurch dem Risiko eines Unfalls zu entziehen. In der Vergangenheit sind insbesondere in Deutschland Opfer durch Autounfälle zu beklagen gewesen, während es in Osteuropa vor allem Wohnungslose waren.

Mitarbeiter im Gesundheitswesen und der kritischen Infrastruktur können natürlich nicht zu Hause bleiben und sollten sich bereits vor Einsetzen einer Kältewelle Gedanken über den Weg zur Arbeit machen. Wichtig ist hier, auch den Arbeitgeber im Vorfeld in die Überlegungen mit einzubeziehen.

Die richtige Kleidung

Beim Verlassen des Hauses muss auf geeignete Kleidung geachtet werden. Insbesondere die Finger und Zehen müssen geschützt werden, da es dort am schnellsten zu Erfrierungen kommen kann. Beim Ankleiden nach dem Zwiebelprinzip werden verschiedene Kleidungsstücke übereinandergezogen, sodass viel Luft zwischen den einzelnen Kleidungsstücken als Wärmeisolation gespeichert werden kann.

Bei der Unterwäsche handelt es sich um die Basisschicht, welche vor allem den Schweiß vom Körper wegtransportiert. Besonders empfehlenswert ist Unterwäsche aus eng anliegender Merinowolle. Diese kann ziemlich viel Feuchtigkeit aufnehmen, ohne sich unangenehm nass anzufühlen.

Als Nächstes folgt die Isolationsschicht, bestehend aus einem Pullover und einer Überziehjacke. Zur optimalen Wirkung sollte hier ein Kleidungsstück aus Kunstfaser und eines aus Wolle bestehen. Darüber kommt die Außenschicht in Form einer möglichst atmungsaktiven, wind- und wasserdichten Jacke.

Warme Kinderkleidung

Kinder sollten sich regelmäßig im Innenraum aufwärmen und nicht zu lange am Stück in der Kälte spielen. Insbesondere beim Zwiebelprinzip ist darauf zu achten, dass keine Feuchtigkeit in die Kleidung eindringt, was zu Unterkühlungen führen könnte. Daher am besten eine Matschhose über den Skianzug ziehen und wasserundurchlässige Handschuhe verwenden. Es gibt auch Matschhandschuhe, die über die Wollhandschuhe gezogen werden können.

Gute Winterschuhe reichen bis über die Knöchel der Kinder und sind mit einem Innenfell ausgestattet. Da Kinder schnell wachsen, ist die Anschaffung einer guten Winterausstattung recht kostspielig.

Ohne Strom keine Heizung

Während einer Kältewelle kann es möglicherweise zu Stromausfällen kommen, die schwerwiegende Folgen haben könnten. Jede Heizung ist ohne Strom nicht nutzbar, und die eigene Wohnung kühlt dann schnell aus. Für diesen Fall ist eine alternative Heizmöglichkeit, wie beispielsweise eine mobile Gasheizung, empfehlenswert (siehe Profi-Tipp am Ende des Kapitels). Damit diese besonders gut wirken kann, wird ein möglichst kleiner Raum zum Aufenthalt beheizt. Wichtig ist dabei, dass auch dieser mehrmals regelmäßig kurz gelüftet wird, damit es nicht zu Erstickungen kommt.

Nicht empfehlenswert sind Teelichtöfen. Hier werden mehrere Teelichter unterhalb eines Tontopfes aufgestellt, die dann eine angenehme Wärme in den Raum ausstrahlen sollen. Bei der Anwendung kann es schnell zu einem Brand kommen, und die Wärmewirkung ist in der Regel nicht so stark wie gewünscht. Im Notfall sollten Teelichter zur Minderung des Brandrisikos auf einem Backblech angezündet werden.

Wärme im ausgekühlten Haus

Kühlt das Haus aus, sind Schlafsäcke in der Nacht praktisch. Diese sollten nur nicht direkt auf dem Boden liegen, da ansonsten die Gefahr des Auskühlens besteht. Hilfreich sind auch Wolldecken aus dem Katastrophenschutz oder aus Armeebeständen. Diese sind schön groß, halten warm, sind verhältnismäßig schwer entflammbar und haben ein gutes Preis-Leistungs-Verhältnis.

Die klassischen Rettungsdecken aus dem Erste-Hilfe-Kasten sind nicht zu empfehlen. Sie sind nicht atmungsaktiv, was schnell zu feuchter Kleidung und damit Auskühlung führt.

Rohrbruch verhindern

Bei Minustemperaturen können die Wasserleitungen im Haus einfrieren und platzen. Wenn es dann wieder wärmer wird und das gefrorene Wasser auftaut, gibt es in der Krise zusätzlich noch einen Wasserschaden. Dies lässt sich jedoch einfach vermeiden.

Sobald die Gefahr besteht, dass die Leitungen einfrieren, sollten der Hauptwasserhahn und das nebenliegende Absperrventil geschlossen werden. Anschließend wird am tiefsten Punkt im Haus, meist im Keller, ein Wasserhahn aufgedreht und das Wasser aus dem hausinternen Leitungsnetz abgelassen. Nun kann keine Leitung mehr einfrieren und platzen, da kein Wasser mehr darin enthalten ist.

Wenn der Zugriff auf den Hauptwasserhahn nicht möglich ist, sollten alle zugänglichen Wasserhähne leicht aufgedreht werden. So bleibt das Wasser in der Leitung in Bewegung, und das Risiko des Einfrierens wird reduziert.

Vorrichtungen im Keller

Schon vor der Krise muss man sich mit den Anlagen im Keller vertraut machen, damit man im akuten Fall nicht lange suchen muss. Es ist beispielsweise auch zu prüfen, wo sich der Hauptwasserhahn befindet und ob er sich ohne Weiteres öffnen/schließen lässt.

Unter Umständen können Rettungskräfte im Notfall nicht oder erst nach längerer Zeit erreicht werden. Daher muss auch darauf geachtet werden, dass die Familienapotheke gut gefüllt ist und genügend Erste-Hilfe Material zur Verfügung steht (siehe Kapitel 2).

8.2 Kältewellen trotz Klimawandel

Der Deutsche Wetterdienst (DWD) geht zwar davon aus, dass es gerade aufgrund der globalen Erwärmung immer seltener zu intensiven Kältewellen kommen wird, dennoch können sie von Zeit zu Zeit auftreten.

Wenn das Winterwetter stehen bleibt

In dem Zusammenhang ist es wichtig, zwischen Klima und Wetter zu unterscheiden. Das Klima wird langfristig betrachtet, während es sich beim Wetter um den momentanen

Zustand in der Atmosphäre handelt. So ist es beispielsweise in der Wüste klimatisch gesehen heiß, aber es kann auch dort Regenwetter geben.

Kältewellen können insbesondere dann entstehen, wenn Polarluft bis nach Europa vordringt. Dafür ist unter anderem der sogenannte Jetstream verantwortlich. Diese Luftströmung hält die kalte Luft am Nordpol normalerweise davon ab, zu entweichen. Da jedoch das Klima immer wärmer wird, schwächt sich der Jetstream gelegentlich ab, und die kalte Luft breitet sich bis in weit entfernte Regionen aus. Gleichzeitig gelangt wärmere Luft bis an den Nordpol und lässt das Eis weiter abschmelzen.

Wenn der Jetstream schwächer wird, kann das Wetter über einzelnen Regionen stehen bleiben. Dann ist es über längere Zeiträume hinweg sehr kalt, heiß oder regnerisch.

Beispielsweise war der US-Bundesstaat Texas Anfang 2021 von einer solchen Kältewelle betroffen. Polarluft ist bis weit in den Süden der USA entwichen und hat für viele Todesopfer und Sachschäden gesorgt.

Profi-Tipp: Mobile Gasheizung für Innenräume

Da bei einer starken Kältewelle oftmals auch der Strom ausfällt, wird die eigene Heizung nicht mehr funktionieren. Diese benötigt schließlich auch Strom für den Betrieb. Da alternative Heizmöglichkeiten wie Heizlüfter und Radiatoren ebenso Strom benötigen, kommen sie als Heizungsersatz kaum infrage. Wer sich kein teures Notstromaggregat inklusive Installationsarbeiten anschaffen möchte, kann auf mobile Gasheizungen zurückgreifen.

Sauerstoffmangelsicherung ist Pflicht

Zur Auswahl stehen viele Varianten, wie zum Beispiel Heizstrahler zur Flaschenmontage, Heizöfen und Heizpilze. Sie alle sind für den Außenbereich gedacht. Für den Einsatz in der Wohnung muss beim Kauf unbedingt darauf geachtet werden, dass das Gerät über eine Sauerstoffmangelsicherung verfügt. Diese unterbricht die Gaszufuhr, wenn der Sauerstoffgehalt im Raum zu gering wird und Erstickungsgefahr droht. Darüber hinaus sollte das Gerät der Wahl automatisch erkennen, wenn Gas unverbrannt austritt.

Praktisch ist auch eine automatische Kippabschaltung. Sollten beispielsweise Kinder das Gerät aus Versehen umstoßen, würde es sich sofort abschalten und bestenfalls einen Brand verhindern. Es gibt allerdings nur wenige Geräte auf dem Markt, die diesen Sicherheitskriterien entsprechen.

Betrieb mit Gasflasche statt Kartusche

Neben sicherheitstechnischen Aspekten sollte die Möglichkeit bestehen, dass Gasflaschen aus dem Baumarkt angeschlossen werden können. Kleinere Heizer werden standardmäßig mit Gaskartuschen betrieben, die dann ständig gewechselt werden müssten und teuer sind. Es gibt aber für praktisch alle Kartuschenanschlüsse Adapter, die den Betrieb mittels Gasschlauches und Druckminderer ermöglichen. Gute Geräte haben den Druckminderer sogar schon fest verbaut.

Ungewollten Gasaustritt vermeiden

Gerade bei der Nutzung im Innenbereich sollte ein Lecksuchspray angewendet werden, um undichte Stellen an Schlauch und Verbindungen aufzuspüren. Nach dem Einsprühen würden sich in diesem Fall kleine Bläschen an einem Gasleck bilden.

Nach der Anwendung sollten Sprayreste umgehend wieder entfernt werden, um mögliche Korrosionsschäden zu vermeiden.

Kein Betrieb ohne CO_2-Warner

Eine mobile Heizung kann sich naturgemäß stark erwärmen. Damit der Untergrund nicht beschädigt wird, sollte das Gerät auf eine feuerfeste Unterlage gestellt werden. Hierfür bietet sich ein Backblech an. Besonders empfehlenswert ist ein batteriebetriebener Kohlenmonoxid-Warnmelder, um das Risiko einer geruchlosen Vergiftung weiter zu minimieren.

9
Hitzewelle

Deutschland war im Sommer 2022 von einer Hitzewelle betroffen, bei der an 17 Tagen Temperaturen von über 30 Grad herrschten. Zum Vergleich: Im Zeitraum von 1961 bis 1990 waren es durchschnittlich nur vier Tage. Zudem gab es 815 Sonnenstunden, was einen Rekord seit der Wetteraufzeichnung im Jahre 1881 darstellt.

Wenn der Regen ausbleibt

Neben der Hitze hatte Deutschland mit geringen Niederschlägen zu kämpfen. Flüsse wie der Rhein trockneten stellenweise bis auf die Fahrrinne aus. Der Binnenschiffsverkehr kam zeitweise zum Erliegen, und es wurden sogenannte Hungersteine sichtbar, deren teils jahrhundertealte Inschriften von vergangenen Dürren zeugten.

Auch die Donau hatte aufgrund der Tiefstände Historisches freigegeben. In Serbien tauchten beispielsweise mit Munition beladene deutsche Kriegsschiffe aus dem Zweiten Weltkrieg auf. In den Schweizer Alpen tauten die Gletscher aufgrund der Hitze weiter ab und legten vor langer Zeit abgestürzte Flugzeuge und verunglückte Wanderer frei.

Auf deutscher Seite gilt der Gletscher »Südlicher Schneeferner« als so stark abgetaut, dass er nicht mehr als Gletscher bezeichnet wird. Bis 2024 wird er vermutlich komplett eisfrei sein.

Sogar Hamburg erreichte erstmals die 40-Grad-Marke, und die Alster hatte vermehrt mit Blaualgen zu kämpfen. Bei den Blaualgen handelt es sich um giftige Cyanobakterien, die einen Schleier auf Gewässern bilden. Sie sind gesundheitsschädigend für Mensch und Tier und verbreiten sich insbesondere in den heißen Sommermonaten.

Auch auf die Landwirtschaft hat sich die Hitzewelle im Sommer 2022 extrem ausgewirkt. Der Mais ist auf vielen Feldern regelrecht verbrannt und wurde so früh wie vielleicht noch nie zuvor geerntet. Ähnliches galt für fast alle anderen Getreidearten.

Waldbrandgefahr nimmt zu

Deutschland hat sich 2022 zu einem Waldbrandland entwickelt. Stand August 2022 sind bereits über 4000 Hektar Wald abgebrannt, was den einstigen Rekord aus dem Hitzesommer 2018 bricht. Viel Aufsehen hat der Großbrand im Berliner Grunewald erregt, da das Feuer für Explosionen auf einem Sprengplatz gesorgt hat. Munition im Boden ist bei Bränden ein zusätzliches Problem, wie auch im Sommer 2022 im Elbe-Elster-Kreis. Dort brannte ein alter Truppenübungsplatz auf einer Fläche von 350 Hektar.

Abhängig von der Waldbestockung, der Wasserverfügbarkeit und des regionalen Klimas ist das Waldbrandrisiko in Deutschland unterschiedlich hoch. Als gefährdet gelten vor allem das östliche Nordwestdeutschland, Nordostdeutschland und das Oberrheinische Tiefland. Im Sommer 2022 waren vor allem Brandenburg, Sachsen und Niedersachsen von Waldbränden betroffen.

Hitzewellen fordern viele Opfer

Das Statistische Bundesamt hat Anfang August 2022 die Übersterblichkeit in Deutschland für den Juli 2022 ermittelt. Insgesamt sind etwa 10 000 Menschen mehr als sonst im Juli gestorben. Als Hauptursache wird die Hitzewelle vermutet. Trotz der hohen Opferzahlen werden Hitzewellen noch immer zu wenig als Risiko wahrgenommen. Dabei gilt es insbesondere hier, Vorbereitungen zu treffen.

9.1 Vorbereitung

Insbesondere Kleinkinder, ältere Menschen und Schwangere sollten vor zu starker Hitze geschützt werden. Sie verfügen in der Regel über eine schlechtere Wärmeregulation sowie ein geringeres Durstgefühl und schwitzen weniger. Das macht sie bei hohen Ozonbelastungen anfälliger für Herz-Kreislauf-Probleme und Atemwegsbeschwerden. Darüber hinaus sind insbesondere alle Bewohner von Innenstädten verstärkt von Hitzewellen betroffen.

Warnmeldungen ernst nehmen

Die DWD-Warnapp vom Deutschen Wetterdienst gibt im Falle einer Hitzewelle Warnmeldungen aus. Spätestens jetzt heißt es, besonders auf sich und seine Angehörigen zu achten und die bereits getroffenen Vorbereitungen zu vervollständigen. Grundsätzlich werden jetzt Wasser, Schatten und Wind benötigt.

Wasserrationierungen im Sommer

Besonders wichtig ist es, viel Wasser zu trinken und auf einen eigenen Wasservorrat zurückgreifen zu können (siehe Kapitel 1.1). Je mehr Wasser vor Ort eingelagert werden kann, desto besser.

Zudem besteht das Risiko, dass es vermehrt zu Wasserrationierungen durch die örtlichen Wasserverbände kommt. Beispielsweise sah sich im Juli 2022 der Wasserverband Strausberg-Erkner in Brandenburg dazu gezwungen, Privathaushalten nur noch 105 Liter Wasser pro Tag zu liefern. Das ist weniger als eine Badewannenfüllung. Der sich stetig absenkende Grundwasserspiegel könnte künftig immer häufiger dazu führen, das Trinkwasser rationiert werden muss.

Abwärme von Klimaanlagen

Grundsätzlich gilt es, bei Hitze schattige Plätze aufzusuchen oder sich in der kühleren Wohnung aufzuhalten. Die Fenster sollten tagsüber geschlossen bleiben und die Vorhänge zugezogen werden.

Eine Klimaanlage könnte für angenehme Temperaturen sorgen, wobei diese dennoch nicht uneingeschränkt zu empfehlen ist. Zwar werden die eigenen Räumlichkeiten gut gekühlt, allerdings erzeugen die Geräte eine starke Abwärme nach außen, heizen dadurch die Umgebung weiter auf und verbrauchen viel Strom.

Die optimale Klimaanlage

Besser geeignet als die gängigen Klimaanlagen sind mobile Geräte ohne Abluftschlauch, welche die Luft mit Wasserzufuhr kühlen können. Auch wenn mehrere dieser Geräte benötigt werden sollten, sind sie immer noch günstiger und energiesparender als fest verbaute Anlagen.

Gefahr für Kinder und Senioren

Kinder sollten nicht ohne Sonnenhut nach draußen gehen und bei Bedarf spezielle UV-Schutzkleidung zur Verfügung haben. Das Auftragen eines Sonnenschutzmittels ist Pflicht.

Auch trinken Kinder oft zu wenig und können den eigenen Durst nicht richtig einschätzen. Deshalb sollte ihnen stündlich ein Glas Wasser angeboten werden.

Falls Kinder unter Atemwegserkrankungen wie Asthma leiden, ist es ratsam, mit dem Kinderarzt Vorsorgemaßnahmen zu besprechen.

Wer Angehörige im Seniorenheim hat, sollte sich das Bewohnerzimmer gut anschauen. Gibt es eine Klimaanlage, Rollläden oder andere Schutzmaßnahmen gegen Hitze? Existiert ein Hitzenotfallplan? Diese Fragen können vorab beim nächsten Besuch mit der Einrichtungsleitung geklärt werden.

Heiße Innenstädte

Innenstädte sind besonders von Hitzewellen betroffen, da diese schnell bis zu zehn Grad heißer als das Umland werden. Insbesondere wer älter ist, sollte über einen Umzug aufs Land nachdenken oder zumindest nicht im Dachgeschoss wohnen. Wer eine Eigentumswohnung besitzt, kann mit seiner Eigentümergemeinschaft über eine Dach- und Fassadenbegrünung beraten. Beides sorgt für niedrigere Temperaturen im Sommer, da mehr Verdunstungskälte entstehen kann.

FFP3-Masken schützen vor Rauchentwicklung

Das European Forest Fire Information System (EFFIS) zeigt online die aktuelle Waldbrandgefahrensituation an. Auch der Waldbrandgefahren-Index (WBI) des Deutschen Wetterdienstes informiert über mögliche Gefährdungen. Ist ein Waldbrand in der Nähe entstanden, sollte direkt die Evakuierung zu Freunden, Verwandten oder in ein Hotel außerhalb der Gefahrenzone beginnen (siehe Kapitel 4).

Bei einem Waldbrand entsteht eine starke Rauchentwicklung, bei der unsichtbares, giftiges Kohlenmonoxid freigesetzt wird. Ebenso Feinstaub, Dioxine und andere Schadstoffe. Wirksamer Schutz vor Rauchentwicklungen lässt sich am besten mit einer Vollmaske und P3-Filter herstellen. Notfalls kann auch eine einfache Schutzbrille in Kombination mit herkömmlichen FFP3-Masken ausreichen. Insbesondere für Kinder ist das meist die einzige Option, da es für sie so gut wie keine Vollmasken zu kaufen gibt.

9.2 Klimawandel treibt die Hitze an

Die aktuellen Hitzewellen wurden von Klimaforschern bereits vor 30 bis 40 Jahren vorhergesagt. Heute ist es in Hamburg so heiß wie vor 50 Jahren in Köln. Es ist davon auszugehen, dass sich das Klima in Deutschland weiter erwärmen wird und Hitzewellen bereits im Frühjahr aufkommen. Insbesondere werden sie länger andauern und zunehmend Tage mit Temperaturen über 40 Grad mit sich bringen.

Trifft diese Entwicklung auf eine zunehmend ältere Bevölkerungsstruktur, ist jährlich mit vielen Hitzeopfern zu rechnen.

Das Umweltbundesamt hat untersucht, in welchen europäischen Städten es heute schon so heiß ist, wie es für deutsche Städte in 2060 erwartet wird. Beispielsweise ist in Berlin davon auszugehen, dass es dort so heiß wie heute im 1200 Kilometer entfernten Bourges/Zentralfrankreich sein wird. Bayern und Ostdeutschland geraten immer mehr in den klimatischen Einfluss des Mittelmeerraums.

Tropenviren breiten sich zunehmend aus

Durch die höheren Temperaturen steigt auch die Wasserverdunstung rapide an und führt zu ausgetrockneten Böden und weiteren Extremwetterlagen. Große Flüsse wie der Rhein werden zeitweise komplett ausgetrocknet und für die Schifffahrt nicht nutzbar sein.

Schon heute gibt es erste Infektionsfälle neuer Tropenkrankheiten. Bayern gilt laut Leibniz-Zentrum für Agrarlandschaftsforschung (ZALF) bereits als Hotspot für das West-Nil-Virus. Das Virus breitet sich zunehmend Richtung Thüringen, Sachsen-Anhalt, Brandenburg und Sachsen aus. Aber auch weitere Tropenviren wie das Chikungunya-Virus könnten sich über Stechmücken verbreiten.

10
Pandemie

Im Falle einer Pandemie breitet sich eine Infektionskrankheit, die vorher noch nicht in Erscheinung getreten ist, weltweit aus. Viele Menschen infizieren sich, und es kommt zu einer hohen Anzahl an Todesopfern.

Tritt eine Infektionskrankheit nicht weltweit, sondern nur regional in Erscheinung, wird von einer Epidemie gesprochen.

Pandemien sind in der Vergangenheit vor allem durch Influenza- und Coronaviren entstanden, die eine Eigenschaft gemeinsam haben: Diese Viren können Artengrenzen überwinden und wechselseitig zwischen Tier und Mensch übertragen werden (Zoonose). Entsteht dadurch eine neue Virusvariante, die von Mensch zu Mensch übertragbar ist, kann dies eine Pandemie zur Folge haben.

Bei einer Pandemie denken viele Menschen an ein außergewöhnliches Ereignis, das gefühlt vielleicht alle hundert Jahre aufkommt. Doch dem ist bei Weitem nicht so. Auch Deutschland wurde in der jüngeren Geschichte von unterschiedlichen Pandemien heimgesucht.

Spanische Grippe

Die sogenannte Spanische Grippe gilt als »Mutter aller Pandemien« und war im Zeitraum von 1918 bis 1920 besonders aktiv. Es wird vermutet, dass ihr weltweit zwischen 20 und 100 Millionen Menschen zum Opfer gefallen sind. In Deutschland könnte es um die 400 000 Tote gegeben haben.

Das Virus erreichte selbst die entlegensten Winkel der Erde, wie beispielsweise die indigenen Volksgruppen in der Arktis. Es traf auf eine vom Weltkrieg geschwächte Population und konnte sich daher besonders gut ausbreiten. Es wird vermutet, dass die Pandemie von einem in den USA lebenden Geflügelzüchter ausgegangen ist, der zum Militär eingezogen wurde. Demzufolge ist das Vogelgrippevirus auf den Menschen übergegangen und konnte sich weiter auf andere Menschen ausbreiten. In Deutschland sprechen wir von der Spanischen Grippe, da Spanien als eines der ersten Länder davon berichtete und Deutschland, wie auch andere Staaten, einer Weltkriegs-Pressezensur unterworfen war.

In Brasilien wurde beispielsweise von der Deutschen Grippe gesprochen und, ebenso wie in anderen Ländern, die Herkunft des Virus politisiert. Erst 1933 konnte eine Influenza-A-Variante als Auslöser identifiziert werden. Zuvor wurde von einem bakteriellen Erreger ausgegangen. Nach insgesamt drei Infektionswellen war das Virus bis 1957 im Umlauf und wurde dann von einer neuen Influenza-A-Variante verdrängt, der sogenannten Asiatischen Grippe.

Influenza-Varianten

Bei der Influenza handelt es sich um die »echte Grippe« und nicht nur um eine Erkältung oder einen »grippalen Infekt«, der von anderen Viren oder Bakterien ausgelöst wird. Grundsätzlich wird zwischen den Influenza-Typen A, B und C unterschieden.

Beim Typ A handelt es sich um die gefährlichste Variante, da sie nicht nur Menschen, sondern auch Säugetiere und Vögel infizieren kann. Durch das Hin- und Herspringen über die Artengrenzen hinweg, die Zoonose, kommt es zu immer neuen Varianten, die den menschlichen Immunschutz umgehen können. Aus diesem Typ können Pandemien entstehen.

Die Typen B und C haben oft einen milden Verlauf und infizieren meist Kinder, deren Immunsystem noch nicht so stark ausgeprägt ist. Typ B geht in der Regel nicht auf Tiere über und bringt auch weniger neue Varianten hervor. Dennoch ist er nicht zu unterschätzen.

Gegen den C-Typ haben auch Kinder schnell eine Immunität entwickelt, sodass diese Variante keine wesentliche Rolle im Infektionsgeschehen spielt.

Asiatische Grippe

Die Asiatische Grippe grassierte zwischen 1957 und 1958 und hatte ihren Ursprung vermutlich in China. Allein in der Bundesrepublik Deutschland waren um die 40 Prozent der Gesamtbevölkerung infiziert, und es gab etwa 30 000 Todesopfer. Es wird angenommen, dass der Ursprungserreger von Vögeln auf den Menschen übergegangen ist. Zudem wird vermutet, dass das Virus von einem US-Soldaten über Bremerhaven nach Deutschland eingeschleppt wurde. Diese Influenza-A-Variante war bis 1968 aktiv und wurde dann von der Hongkong-Grippe abgelöst.

Hongkong-Grippe

Auch hier handelt es sich wieder um eine neue Influenza-A-Variante, die sich vermutlich von China her durchgesetzt hat. Es wird angenommen, dass aus dem Vietnamkrieg zurückgekehrte US-Soldaten zu ihrer Verbreitung beigetragen haben. Weltweit sollen dem Virus um die vier Millionen Menschen zum Opfer gefallen sein, wovon in der Bundesrepublik Deutschland ca. 40 000 Todesfälle vermutet werden.

Der Ursprungserreger ist vermutlich von Vögeln auf den Menschen übergegangen. Der Subtyp dieses Influenza-A-Virus ist bis heute aktiv.

Russische Grippe

Überraschend ist im Jahr 1977/1978 jene Influenza-A-Variante wieder aufgetaucht, die in der Vergangenheit bereits die Spanische Grippe ausgelöst hat. Sie ist vermutlich in China ausgebrochen und von der Sowjetunion erstmals der Weltgesundheitsorganisation (WHO) gemeldet worden. Daher stammt auch die Bezeichnung Russische Grippe. Da das Virus jenem der Spanischen Grippe sehr ähnlich war und nur eine geringe Anzahl an Mutationen aufwies, wird ein Laborunfall für möglich gehalten. Es infizierten sich in erster Linie junge Menschen, da der ältere Teil der Bevölkerung noch über Antikörper von der Spanischen Grippe verfügte.

Influenza A noch immer im Umlauf

Influenza-A-Viren, die unter anderem die Spanische und die Russische Grippe (H1N1) sowie die Hongkong-Grippe (H3N2) ausgelöst haben, sind bis heute als Variante im Umlauf.

SARS-CoV-1

Im November 2002 kam es von China aus zur ersten weltweiten SARS-Pandemie. Zwischen 2002 und 2003 wurden insgesamt etwa 8000 Infektionen und 770 Todesfälle nachgewiesen, wovon es in Deutschland neun bestätigte Fälle gab. Es wird vermutet, dass das Virus von der Schleichkatze auf den Menschen übergegangen ist.

Auch wenn sich das Virus schnell in viele Länder verbreiten konnte, wurde der letzte Fall im Jahr 2004 gemeldet. Seinerzeit wurde von Fachleuten befürchtet, dass eine neue SARS-Variante erneut zu einer Pandemie führen könnte.

Zoonose auch bei Coronaviren

Beim Schweren Akuten Respiratorischen Syndrom (SARS) handelt es sich um eine Lungenkrankheit, die durch den Coronaviruserreger SARS-CoV-1/2 hervorgerufen wird. Das Krankheitsbild zeigt sich meist in Form einer Lungenentzündung und hat influenzaähnliche Symptome. Ebenso wie die Influenza-A-Viren, kann das Coronavirus vom Tier auf den Menschen übertragen werden und umgekehrt. Dadurch kann es zu neuen Mutationen kommen, die den menschlichen Immunschutz umgehen könnten.

Schweinegrippe

In den Jahren 2009/2010 brach die Schweinegrippe als weltweite Pandemie aus. Ihr Ursprung wird in Mexiko vermutet, wo das Grippevirus auf den Menschen übergegangen sein könnte. Der Verlauf war relativ mild und hat in Deutschland zu etwa 250 nachgewiesenen Todesfällen und um die 200 000 Infektionen geführt. Vermutlich gab es jedoch deutlich mehr Infektionen, wie eine im Jahr 2012 erschienene Studie annehmen lässt. Dennoch war die Weltgesundheitsorganisation (WHO) alarmiert, denn bei dem Erreger handelte es sich um eine Variante der Spanischen Grippe beziehungsweise Influenza A.

SARS-CoV-2, die »Coronakrise«

Im Dezember 2019 haben sich die Befürchtungen aus der ersten SARS-Pandemie schließlich bestätigt. Eine neue SARS-Variante mit dem Namen SARS-CoV-2 entstand in China und breitete sich weltweit aus. Die sogenannte Coronakrise löste die Krankheit COVID-19 aus. Sie ist von den Symptomen her vergleichbar mit jenen von SARS-CoV-1, aber deutlich ansteckender von Mensch zu Mensch. Dies liegt daran, dass SARS-CoV-2 auch die oberen Atemwege infizieren kann und nicht nur die Lunge wie beim Vorgängervirus.

Ebenso wie bei SARS-CoV-1 liegt der Ursprung in einem Virusübergang von einem Wildtier auf den Menschen. Allein in Deutschland gab es bis März 2023 knapp 38 Millionen Infizierte und 170 000 Todesfälle.

10.1 Vorbereitung

Anhand vergangener Pandemien lässt sich erkennen, dass die auslösenden Viren im Wesentlichen Atemwegserkrankungen hervorrufen. Dabei spielt es keine nennenswerte Rolle, ob es sich um Influenza- oder SARS-Coronaviren handelt. Daher ist das Ziel der meisten Vorbereitungen, die Atemwege zu schützen und so eine Infektion zu vermeiden.

Wie es zu einer Ansteckung kommt

Es ist davon auszugehen, dass ein pandemisches Virus hoch ansteckend sein wird. Es könnte sich insbesondere über eine sogenannte Tröpfcheninfektion verbreiten. Dabei gelangen durch Niesen, Sprechen und Husten virushaltige Aerosole in die Luft. Werden diese über Nase und Mund eingeatmet, kann es zu einer Ansteckung kommen. Dies kann auch geschehen, wenn mit dem Virus kontaminierte Flächen berührt werden und anschließend über die Hände auf die Schleimhäute im Auge, in der Nase oder im Mund gelangen.

Verhaltensweisen zum Infektionsschutz

Besteht eine erhöhte Gefahr, sich mit einem neuartigen Virus anzustecken, sollte grundsätzlich die Anzahl der persönlichen Kontakte reduziert werden. Je weniger Menschen getroffen werden, desto geringer ist das Risiko, sich anzustecken. Wenn es doch zu Treffen kommt, ist es ratsam, diese möglichst im Freien stattfinden zu lassen.

In geschlossenen Räumen können sich die Aerosole länger in der Luft halten und eingeatmet werden. Häufiges Lüften kann dieses Risiko reduzieren.

In der Öffentlichkeit ist es wichtig, ausreichend Abstand zum Gegenüber einzuhalten, damit keine infektiösen Aerosole eingeatmet werden können. Des Weiteren sollte es vermieden werden, mit möglicherweise kontaminierten Flächen wie Türgriffen und Rolltreppenhandläufen in Berührung zu kommen. Auch das Greifen mit der Hand ins Gesicht gilt es möglichst zu unterlassen. Wer seine Hände regelmäßig mit Seife wäscht, kann vermutlich auch ein neues pandemisches Virus inaktivieren.

Verhaltensweisen zum Infektionsschutz

- Kontakte reduzieren
- Draußen treffen oder Innenräume häufig lüften
- Abstand halten
- Keine kontaminierten Flächen berühren
- Nicht mit den Fingern ins Gesicht fassen
- Hände häufig mit Seife waschen

Bevorratung für mögliche »Lockdowns«

Falls es zu einer freiwilligen Selbstisolation oder staatlich verordneten Bewegungseinschränkungen (»Lockdown«) kommen sollte, sind Vorräte an Lebensmitteln dringend notwendig (siehe Kapitel 1).

FFP3-Schutzmasken

Ergänzend zu den bereits genannten Verhaltensweisen, kann der Infektionsschutz maßgeblich mit Atemschutzmasken verbessert werden. Hier bieten sich insbesondere Einweg-FFP3-Masken an, die eine 99-prozentige Schutzwirkung vor Mikroorganismen wie Viren und Bakterien bieten. Es ist darauf zu achten, dass es sich um zertifizierte Markenware handelt. Ist der Hersteller unbekannt oder das Produkt außergewöhnlich günstig, könnte es unwirksam sein.

Mangelhafte FFP-Masken werden in einer Datenbank der Bundesanstalt für Arbeitsschutz und Arbeitsmedizin erfasst und die Daten auf deren Internetseite zugänglich gemacht. Masken ohne Ventil dienen nicht nur dem eigenen Schutz, sondern auch dem anderer Personen.

Kleinere Kinder können keine Erwachsenengrößen tragen. Sind keine FFP3-Masken in Kindergröße verfügbar, sollte zumindest auf passende FFP2-Masken zurückgegriffen werden. Wichtig ist, dass die Maske vor der Einlagerung anprobiert wird und fest sitzt. FFP-Masken haben ein Haltbarkeitsdatum, welches nicht überschritten werden sollte. In der Regel sind sie zwischen zwei und fünf Jahren haltbar. Mit der Zeit lassen elektrostatische Aufladung und fettanziehende Vlieseigenschaften nach, und sie erreichen nicht mehr die hohe Filterkraft.

In der Vergangenheit haben Pandemien meist zwischen ein und drei Jahren gedauert. Insbesondere beim Ausbruch von SARS-CoV-2 kam es zu einem akuten Mangel an Atemschutzmasken, der sich erst nach gut einem Jahr entspannt hat. Von einer ähnlichen Ausgangslage ist auch bei künftigen Pandemien auszugehen. Unklar ist, wie stark ein neues pandemisches Virus den Atemschutz verbraucht beziehungsweise wie oft er gewechselt werden sollte. Schlimmstenfalls kann er nur einmalig getragen werden und muss dann sicher entsorgt werden.

Um zumindest die Anfangszeit einer Pandemie mit Atemschutz überstehen zu können, sollte jedes Familienmitglied mindestens 50 FFP3-Masken haben. Das kann unter

Umständen für etwa zwei Monate ausreichend sein. Ideal ist ein sechsmonatiger Vorrat von jeweils 150 Masken pro Person.

FFP3-Masken zur Optimalvorbereitung

FFP3-Masken sind sehr kostspielig. Eine günstigere Alternative bieten FFP2-Masken. Es gilt jedoch zu bedenken, dass diese im Gegenzug auch weniger Schutz bieten.

Handdesinfektionsmittel

Mit einem Handdesinfektionsmittel können mögliche Viren auf der Hand inaktiviert und somit nicht durch Händeschütteln und Kontakt mit Oberflächen weitergegeben werden. Zudem dringen Viren nicht durch unbedachtes Berühren von Nase, Mund und Augen in den Körper ein.

Bei der Auswahl des Handdesinfektionsmittels ist darauf zu achten, dass es sicherheitshalber »viruzid« ist. Damit können dann auch viele unbehüllte und vielleicht heute noch unbekannte Viren inaktiviert werden. Pro Familienmitglied sollten mindestens 500 Milliliter Handdesinfcktionsmittel zur Verfügung stehen.

Flächendesinfektionsmittel

Ein künftiges Pandemievirus könnte sich stark mittels Schmierinfektion beziehungsweise über kontaminierte

Oberflächen verbreiten. Falls solch ein Virus auftreten sollte, könnte ein viruzides Flächendesinfektionsmittel es wahrscheinlich unschädlich machen. Auch hier sollten pro Familienmitglied mindestens 500 Milliliter bevorratet werden.

Biozide Desinfektionsmittel regelmäßig austauschen

Desinfektionsmittel enthalten Biozide, deren Wirkung mit der Zeit nachlässt. Desinfektionsmittel sollten deshalb nach Ablauf des Haltbarkeitsdatums nicht mehr verwendet werden.

Schutzbrille

Empfehlenswert ist auch die Bevorratung mit einfachen Schutzbrillen, die kontaminierte Aerosole vom Eindringen ins Auge abhalten können. Influenza- und Vogelgrippeviren können beispielsweise auch über das Auge in den Körper eindringen. Möglicherweise ist ein neuartiges Pandemievirus dazu ebenfalls in der Lage. Jedes Familienmitglied benötigt mindestens eine passende Schutzbrille.

Fieberthermometer

Virale Infektionen gehen oft mit Fieber einher. Um es exakt bestimmen zu können, wird ein Fieberthermometer benötigt. Liegt das Fieber bei Säuglingen und Senioren über

38,5 Grad, sollte ein Arzt aufgesucht werden. Für alle anderen gilt der Arztbesuch ab 40 Grad oder wenn das Fieber mehrere Tage andauert.

Fiebersenkende Schmerzmittel

Zum Senken von hohem Fieber kann das Schmerzmittel Ibuprofen eingesetzt werden. Je nach Alter werden Tabletten, Fiebersaft oder Zäpfchen angeboten. Für Personen ab 15 Jahren sollten mindestens 50 Ibuprofen-400-Tabletten bevorratet werden. Kleinere Kinder sollten zwei Flaschen Fiebersaft und Babys zwei Packungen Zäpfchen zur Verfügung haben.

Was nicht unbedingt benötigt wird

Darüber hinaus gibt es auch Produkte, die nicht unbedingt für die Pandemievorbereitung benötigt werden. Dazu gehören beispielsweise Schutzanzüge und Atemschutzvollmasken, die das ganze Gesicht abdecken. Die Anwendung beider Schutzartikel ist kompliziert und eher für den Einsatz von Spezialkräften geeignet, die sich bewusst in hochkontaminierte Bereiche begeben. Wer nicht dazugehört, hält sich davon fern und bleibt lieber zu Hause.

Die folgende Checkliste zeigt auf, was pro Person zur Pandemievorbereitung angeschafft werden sollte:

Checkliste Pandemievorbereitung

Artikel	Mindest-bestand	Optimal-bestand	Erledigt
FFP3-Einwegmasken	50x	150x	☐
Handdesinfektionsmittel (viruzid)	500 ml	1000 ml	☐
Flächendesinfektionsmittel (viruzid)	500 ml	1000 ml	☐
Schutzbrille	1x	2x	☐
Fieberthermometer	1x je Haushalt		☐
Ibuprofen-400-Tabletten (ab 15 Jahre)	50x	100x	☐
Ibuprofen-Fiebersaft (Kind)	2x	4x	☐
Ibuprofen-Zäpfchen (Baby)	2x	4x	☐

Impfungen

Im Rahmen einer vollumfassenden Pandemievorsorge sollten Impfungen in Betracht gezogen werden. Wer sich regelmäßig gegen Influenza impfen lässt, besitzt möglicherweise eine gewisse Immunität bei neu aufkommenden Influenza-Varianten. Dies könnte auch bei SARS-CoV-2-Impfungen der Fall sein, falls neue Varianten entstehen sollten. Ist das Immunsystem erst geschwächt, kommt es manchmal zusätzlich zu einer bakteriellen Lungenentzündung. Für manche Menschen könnte hier eine Impfung gegen Pneumokokken sinnvoll sein. Der Hausarzt kann diesbezüglich individuell beraten und die Impfungen durchführen.

10.2 Klimawandel als Pandemietreiber

Der Klimawandel beeinflusst auch die Wahrscheinlichkeit, mit der die nächste Pandemie entstehen könnte. Durch die globale Erwärmung verändern sich die Lebensräume der Tiere, und es treffen Arten aufeinander, die sich zuvor noch nie begegnet sind. So sind beispielsweise laut Colin Carlson von der Georgetown University in Washington, D.C. im Winter 1987 viele Seehunde und Robben von Europa bis Russland am Phocine-Distemper-Virus gestorben. Eigentlich gab es dieses Virus bis dahin nur im Nordatlantik, es konnte sich aber aufgrund der Temperaturveränderungen ausbreiten und so die Tiere erreichen. Jahre später ist es auch im Pazifik gefunden worden.

Ferner haben Untersuchungen von Carlson gezeigt, dass künftig vor allem in Südostasien und Ostafrika besonders viele Tierarten das erste Mal aufeinandertreffen werden. Der Klimawandel bringt somit auch viele Tierarten erstmalig in dicht besiedeltes Gebiet mit vielen Menschen und Nutzvieh. Dadurch erhöht sich die Gefahr einer Zoonose beziehungsweise eines Virussprungs zwischen verschiedenen Arten. Sollte eine neue Virusvariante entstehen, die auch von Mensch zu Mensch übertragen werden kann, besteht Pandemiepotenzial.

Ein weiteres Beispiel für die nachteilige Veränderung von Lebensräumen kann anhand von Fledermäusen beobachtet werden. Aufgrund des Klimawandels hat sich deren Lebensraum verändert, und die Tiere fangen inzwischen an, in geeignetere Gegenden abzuwandern. Dort treffen sie auf neue Arten und können Erreger austauschen. Es wird sogar vermutet, dass sie bei der Entstehung der SARS-CoV-1- und SARS-CoV-2-Viren beteiligt waren und sich die Pandemie somit um einen indirekten Effekt des Klimawandels handeln könnte.

Vermutlich werden sich Viren durch die höheren Lufttemperaturen besser verbreiten können. Viele Arten geben bei höheren Temperaturen eine größere Virenlast ab und erhöhen damit das Infektionsrisiko. Zudem ist zu befürchten, dass sich Viren immer besser an höhere Temperaturen anpassen und das menschliche Fieber weniger Gegenwirkung entfalten kann.

Schlusswort

Auch wenn es in den letzten Jahren mit der Coronapandemie, dem Starkregenereignis in Ahrweiler, der Blackout-Gefahr und den jüngsten geopolitischen Spannungen viele sachliche Gründe für das Prepping gibt, ist das noch lange kein Grund, in Panik zu verfallen.

In der Vergangenheit war die Versorgungslage in Deutschland immer gesichert, und die staatlichen Strukturen haben, wenn auch manchmal mit Anlaufschwierigkeiten, zuverlässig funktioniert. Darüber hinaus haben sich Politik und Bevölkerung als weitgehend resilient gezeigt. Infektionsschutzmaßnahmen wurden auf breiter Schulter mitgetragen, und die Politik hat beispielsweise mit dem Aufbau von LNG-Flüssiggasterminals in Rekordzeit Projekte umgesetzt.

Es liegt in der Natur der Krise, dass sie meist weder in Form noch im Umfang vorhersehbar ist. Ob künftige Krisenfälle ebenso gut gemeistert werden können, kann deshalb nicht mit Sicherheit vorhergesagt werden. Insbesondere die Effekte aus dem Klimawandel könnten uns künftig besonders herausfordern.

Sicher ist jedoch, dass Prepper mit ihrer guten Vorsorge staatliche Strukturen entlasten. Rettungskräfte können sich so um jene kümmern, die dringender Hilfe benötigen. Prepper müssen sich auch nicht an Panikkäufen beteiligen und jenen Mitmenschen Produkte wegkaufen, die vielleicht nicht so gut aufgestellt sind. Sie sind gut vorbereitet und können auch im eigenen Umfeld wirksam unterstützen.

Natürlich kann Prepping sehr kostspielig sein, denn es gibt für so ziemlich alle erdenklichen Probleme das passende Produkt zu kaufen. Überlegen Sie sich also gut, was Sie wirklich benötigen, und verfallen Sie in keinen Kaufwahn. In der Regel reicht die in den Checklisten aufgeführte Minimalausstattung völlig aus. Nur wer die Möglichkeiten hat und seine Priorität stärker auf Prepping legen möchte, sollte sich an die weiterführenden Vorbereitungsstufen herantasten.

Es muss auch nicht alles auf einmal angeschafft werden, egal wie die Nachrichtenlage gerade auf Sie wirken mag. Eine wirklich gute Vorbereitung wird innerhalb von Jahren und nicht Tagen aufgebaut.

Vernünftiges Prepping muss auch gar nicht kompliziert sein. Wer kaum finanziellen Spielraum hat oder sich nicht tiefgehend mit dem Thema beschäftigen möchte, kauft einfach einen Karton Reis und so viel Wasser, wie er kann. Schon das reicht aus, um für viele Krisenfälle gerüstet zu sein.

Ganz gleich, welchen Weg Sie für sich und Ihre Familie wählen, ich wünsche Ihnen viel Erfolg bei der Vorbereitung und hoffe, dass Sie in diesem Buch einige gute Anregungen gefunden haben. Gerne gebe ich Ihnen noch den einen oder anderen Tipp per Mail und freue mich über Ihr Feedback. Sie können mich über buch@family-prepping.de erreichen.

Register